Curas de la cocina latina

Desde el aguacate hasta la yuca, la guía máxima del poder curativo de la nutrición

Rodale Press, Inc.
Emmaus, Pennsylvania

editado por Abel Delgado y los editores de la revista *Prevention*

AVISO

Este libro sólo debe utilizarse como volumen de referencia, y no como manual de medicina. La información que se ofrece en el mismo tiene el objetivo de ayudarle a tomar decisiones con conocimiento de causa acerca de su salud. No pretende sustituir ningún tratamiento que su médico le haya indicado. Si sospecha que tiene algún problema de salud, lo exhortamos a buscar ayuda de un médico competente.

Editor en jefe de Ediciones Prevención: Abel Delgado
Traducción al español: Angelika Scherp
Diseñadora de la tapa e interior: Tanja Lipinski-Cole
Tipografía: JDV Typesetting, Reseda, CA
Corrección de estilo: Patricia Duarte Bunch
Creación del índice de términos: Francine Cronshaw

Library of Congress Cataloging-in-Publication Data

    Curas de la cocina latina : desde el aguacate hasta la yuca, la guía máxima del poder curativo de la nutrición / editado por Abel Delgado y los editores de la revista Prevention.
    p. cm.
    Includes index.
    ISBN 1-57954-040-6 paperback
    1. Nutrition. 2. Cookery, Latin America. 3. Diet therapy.
    I. Delgado, Abel. II. Prevention Health Books.
    RA784.C87   1999
    615.8'54' 098—dc21   98-52150

Distribuido en las librerías por St. Martin's Press

2   4   6   8   10   9   7   5   3   1   rústica

Los asesores médicos
de Ediciones Prevención

El doctor Héctor Balcázar, Ph.D.
Profesor adjunto de nutrición comunitaria y salud pública en el Departamento de Recursos Familiares y Desarrollo Humano así como catedrático adjunto en el Centro Hispano de Investigación, ambos ubicados en la Universidad Estatal de Arizona en Tempe, Arizona.

La doctora Hannia Campos, Ph.D.
Profesora auxiliar de nutrición en la Escuela de Salud Pública de la Universidad Harvard en Boston, Massachusetts. Ella también es miembro del comité planificador del Pirámide Dietético Latinoamericano y una profesora adjunta visitante del Instituto de Investigación de la Salud en la Universidad de Costa Rica en Costa Rica.

El doctor en medicina Elmer Emilio Huerta
El director del Centro de Evaluación del Riesgo y Detección de Cáncer (Cancer Risk Assessment and Screening Center) del Instituto de Cáncer de la ciudad de Washington, D.C. El Dr. Huerta también es el presentador del programa de radio *Cuidando Su Salud*, el cual es sindicado internacionalmente y tiene más de 10 millones de oyentes.

La doctora en medicina Jacqueline Salas
Profesora auxiliar de medicina en la Facultad de Medicina Albert Einstein en Nueva York. Ella también es médico adscrito auxiliar en la sección de diabetes de la División de Endocrinología y Metabolismo del Centro Médico Mount Sinai en la ciudad de Nueva York.

ÍNDICE

PRIMERA PARTE:

SUPERALIMENTOS LATINOS QUE ASEGURAN SALUD

SEGUNDA PARTE

CURAS DE LA COCINA LATINA PARA ENFERMEDADES COMUNES

INTRODUCCIÓN

Cómo aprovechar el poder curativo de las comidas

En Puerto Rico, una muchacha de 12 años está cenando, disfrutando su arroz con habichuelas (frijoles, porotos, judías) con una chuleta de cerdo. De postre, ella se come unos pedazos de piña (ananá).

Mientras tanto, en los Estados Unidos, una muchacha de la misma edad cena con una hamburguesa y papitas fritas a la francesa con un refresco de cola.

Parece mentira, pero si sigue comiendo así, gracias al cerdo y el arroz, la muchacha boricua tendrá un sistema inmunológico más fuerte que la norteamericana. Además, con la ayuda de las habichuelas y la piña, en el futuro, ella tiene muchos menos probabilidades de sufrir de cáncer de mama y de osteoporosis.

Ahora vamos a la tierra azteca. En México, dos hermanos se están comiendo guacamole, sopa de elote (maíz) y pollo en salsa de chipotle.

Mientras tanto, dos de sus compatriotas en Arizona felizmente disfrutan pollo frito de un restaurante de comida rápida.

De nuevo, hay una gran diferencia. Primero, gracias al aguacate, los hermanos en México tendrán un nivel de colesterol más bajo que sus compatriotas en Arizona. También serán más enérgicos, menos propensos a sufrir anemia o estreñimiento, tendrán sistemas inmunológicos más fuertes, mejores memorias y menos probabilidades de padecer de úlceras, derrames cerebrales y cardiopatías, todo gracias al elote, el pollo y el chile chipotle.

¿Qué sucede? Esta es la duda que los científicos han querido resolver desde el médico antiguo Hipócrates dijo "Que el alimento sea tu medicina". ¿Qué tiene que ver la alimentación con las enfermedades?

Más de lo que nosotros nos imaginábamos. Hace mucho tiempo que sabemos que necesitamos obtener vitaminas y minerales para gozar de buena salud y prevenir tanto desnutrición como enfermedades. Pero según revelan las últimas investigaciones, los nutrientes que ya conocemos, como las vitaminas A hasta E, sólo son la punta del témpano. Dentro de los alimentos hay cientos de compuestos nuevos que batallan todo tipo de enfermedades.

Un ejemplo de estos compuestos es la quercetina. Esta sustancia se encuentra en las manzanas y otras frutas, y es un protector del corazón. Otro compuesto que se ha descubierto recientemente es el licopeno, el cual se encuentra en los tomates. El licopeno ayuda a reducir nuestro riesgo de sufrir cáncer de manera espectacular.

Y estos son sólo unos cuantos de los aliados alimenticios que encontrará en este libro. Después de pasarnos más de dos años revisando todo tipo de revista científica y entrevistando a cientos de expertos en la alimentación, nosotros los editores de la revista *Prevention* descubrimos que los alimentos, particularmente los de Latinoamérica, tienen un asombroso poder curativo.

Además de estudiar a los alimentos, examinamos muchas enfermedades. Entonces descubrimos algo más: para varias afecciones comunes, particularmente las que más afectan a los latinos, como diabetes, cardiopatía y colesterol alto, hay múltiples remedios alimenticios para prevenir o tratarlas. Y muchos de estos son típicos de la cocina latinoamericana. Por eso hemos unido los alimentos y enfermedades en un solo libro, tratando los superalimentos latinos en la Primera Parte y las enfermedades comunes que pueden ser tratadas o prevenidas por comidas en la Segunda Parte.

No obstante, muchas veces prevenir y tratar enfermedades no se logra con sólo disfrutar un platillo favorito. Los científicos han descubierto que si no se preparan los alimentos de cierta forma, perderemos mucho de su poder curativo. Por ejemplo, el betacaroteno es una sustancia protectora del corazón que se encuentra en muchas verduras como brócoli o zanahorias. Pero resulta que el cuerpo no puede absorber betacaroteno sin un poco de grasa. Quiere decir que por más zanahorias que coma, usted no beneficiaría de la protección del betacaroteno. . . al no ser que les eche un poquito de aceite de oliva o yogur en las zanahorias. Por eso es que en este libro, nosotros explicamos las mejores formas de convertir nuestras comidas favoritas en curas de la cocina latina, incluyendo también recetas curativas e información sobre cuánto debemos comer para curar.

Pues, ya no hay que esperar más. La mesa ya está puesta y usted tiene la carta de curas en sus manos. Sólo tiene que seleccionar la que desea y disfrutar de su sabor saludable. *¡Bon apétit!*

Abel Delgado

Abel Delgado
Editor, Ediciones Prevención

PRIMERA PARTE

Superalimentos latinos que aseguran salud

AGUACATE

Ya no es una fruta prohibida

Si usted ha estado a dieta alguna vez, seguramente conoce el aguacate (palta) como una fruta prohibida. La razón es evidente: cada exquisita onza de su cremosa carne guarda 731 calorías, más que casi cualquier otra fruta del mundo. Y mientras que las demás frutas prácticamente no contienen grasa, el aguacate se destaca entre ellas por ser una de las pocas cuyo contenido de grasa es lo bastante grande para medirse: hasta 30 gramos por pieza, la mitad del consumo diario recomendado para el adulto común.

Cuesta trabajo creer que un alimento que engorda tanto pueda ser bueno para la salud, ¿verdad? Sin embargo, esto es justo lo que afirman los dietistas. Según los expertos, comer un poco de aguacate todos los días en realidad puede mejorar su salud.

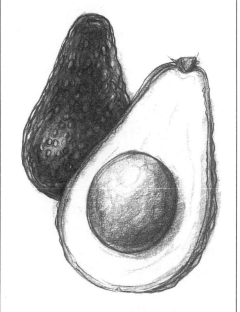

PODERES CURATIVOS

• Ayuda a controlar la diabetes

• Controla el colesterol

• Baja la presión arterial

Afirman esto porque para empezar, el aguacate es una fuente magnífica de folato y potasio. Además, contiene grandes cantidades de fibra y grasa monoinsaturada, las cuales aportan grandes beneficios a las personas con problemas de diabetes o que necesitan cuidar su corazón.

Lucha contra la diabetes

A los diabéticos por lo común se les dice que coman más carbohidratos y reduzcan su consumo de grasa. En términos generales estos consejos son buenos, pero no necesariamente para todos. Los médicos han descubierto que cuando algunas personas con diabetes consumen una gran cantidad de carbohidratos, suele aumentar el nivel de triglicéridos en su sangre. Los triglicéridos son un tipo de grasa sanguínea que posiblemente fomenten las enfermedades cardíacas. Sin embargo, cuando una parte de esos carbohidratos se sustituye por grasa, sobre todo por grasa del tipo que contienen los aguacates, tiende a bajar la cantidad de esos peligrosos triglicéridos en el torrente sanguíneo.

El aguacate es una rica fuente de varios tipos de grasa monoinsaturada, sobre todo de una llamada ácido oleico. "Hemos observado que las grasas monoinsaturadas mejoran el nivel de grasa en el cuerpo y ayudan a controlar la diabetes", dice el Dr. Abhimanyu Garg, profesor adjunto de medicina interna y nutrición clínica en el Centro Médico del Sudoeste de la Universidad de Tejas en Dallas.

En un estudio realizado en México, los científicos sometieron a 16 mujeres que tenían diabetes a una dieta alta en grasa. "Alta en grasa"

AVISO

Las personas que toman *warfarin* (*Coumadin*), un medicamento para afecciones cardíacas que impide la coagulación de la sangre, deben evitar comer el aguacate (palta). El aceite natural de esta fruta impide que el medicamento tenga efecto en algunas personas. Los científicos no saben con certeza cuál es la razón por esto.

En un pequeño estudio llevado a cabo por investigadores en Israel, medio aguacate a veces fue suficiente para reducir la eficacia del medicamento. El efecto no duraba mucho. Cuando las personas dejaban de comer aguacate, el medicamento volvía a funcionar. Sin embargo, es posible que este efecto resulte peligroso para algunas personas. Por lo tanto, si usted está tomando *warfarin*, consulte con su médico antes de agregar aguacate a su menú.

ENSALADA DE AGUACATE Y JÍCAMA

2 tazas de jícama pelada y picada en palitos

¼ taza de jugo de naranja fresco

2 cucharadas de cebolla picada en trocitos

1 chile serrano pequeño, picado en rodajas (use guantes de plástico al tocarlo)

⅛ cucharadita de chile en polvo

1 aguacate (palta) de Florida

1 cucharada de cilantro fresco picado

POR PORCIÓN:	
calorías	**121**
grasa total	**6.9 g**
grasa saturada	**1.4 g**
colesterol	**0 mg**
sodio	**9 mg**
fibra dietética	**4 g**

1. Ponga la jícama en un platón extendido.

2. Mezcle el jugo de naranja, la cebolla, el chile serrano y el chile en polvo en un tazón (recipiente) pequeño. Vierta más o menos la mitad de este aliño (aderezo) sobre la jícama y mezcle bien. Extienda la jícama sobre el platón de manera uniforme.

3. Corte el aguacate a la mitad a lo largo y haga girar las mitades suavemente para separarlas. Saque el hueso y tírelo. Pele cada mitad de aguacate y luego córtelo en rebanadas delgadas a lo largo. Acomode las rebanadas de aguacate sobre el lecho de jícama en forma de los rayos de una rueda.

4. Rocíe con el aliño restante. Extienda el aliño suavemente sobre las rebanadas de aguacate con el dorso de una cuchara, hasta que queden perfectamente cubiertas. Tape la ensalada y póngala en el refrigerador de 15 a 30 minutos. Espolvoree con el cilantro.

Para 4 porciones

quiere decir que de todas las calorías que consumían diariamente, el 40 por ciento provenía de la grasa. La mayor parte de esta grasa era del aguacate. ¿Y qué pasó? Su nivel de triglicéridos bajó en un 20 por ciento. Las mujeres que se alimentaron con una dieta más rica en carbohidratos, por el contrario, sólo experimentaron una reducción del 7 por ciento en su nivel de triglicéridos.

Da de baja al colesterol alto

Los muchos beneficios que ofrece el aguacate no se limitan sólo a los diabéticos. El ácido oleico que contienen los aguacates también puede ayudar a la gente a reducir sus niveles de colesterol.

¿Qué mejor lugar para estudiar el aguacate que México, donde el guacamole no puede faltar en ninguna mesa? Otro pequeño estudio llevado a cabo en ese país comparó entre sí los efectos de dos dietas bajas en grasa con respecto al colesterol. Las dietas eran exactamente iguales, excepto que una de ellas incluía aguacate. Los investigadores observaron que ambas hacían bajar el nivel del colesterol lipoproteínico de baja densidad, la variedad perjudicial de colesterol. Sin embargo, la dieta que contenía aguacate tuvo el efecto adicional de aumentar el nivel del saludable colesterol lipoproteínico de alta densidad, además de bajar un poco el de los triglicéridos.

No contento con eso, el aguacate también ataca el colesterol por otro lado al agregar una saludable cantidad de fibra a la alimentación, indica el Dr. Garg. La fibra hace que el excremento sea más voluminoso, lo cual sirve para que éste —y el colesterol que éste contiene— se expulsen más rápido del cuerpo. Un solo aguacate contiene más fibra que un *muffin* de salvado: 10 gramos, es decir, el 40 por ciento del Valor Diario (*DV* por sus siglas en inglés).

Proporciona potasio para la presión

Aparte de todo esto, el aguacate es una auténtica mina de potasio. Sólo la mitad de uno tiene 548 miligramos, o sea, el 16 por ciento del DV y un 15 por ciento más que en un plátano amarillo (guineo, banana) mediano, que es la fuente más conocida de potasio.

Diversos estudios han demostrado que las personas que comen una buena cantidad de alimentos ricos en potasio, tales como el aguacate, tienen considerablemente menos riesgo de sufrir de hipertensión (presión arterial alta) y de enfermedades relacionadas con esta afección, tales como ataques cardíacos y derrame cerebral.

"Es imposible consumir demasiado potasio", dice David B. Young, Ph.D., profesor de fisiología y biofísica del Centro Médico de la Universidad de Mississippi en Jackson. En opinión del experto, basta con agregar pequeñas cantidades a la alimentación para obtener grandes beneficios.

Una fortuna en folato

El aguacate es un alimento perfecto para la mujer durante el embarazo, cuando es muy importante que obtenga suficiente folato. Este nutriente ayuda a prevenir ciertos defectos de nacimiento del cerebro y la espina dorsal posiblemente mortales. Si bien la alimentación de muchas mujeres no contiene una cantidad suficiente de folato, el aguacate puede ayudarles a remediar esta situación. La mitad de uno contiene 57 microgramos de folato, el 14 por ciento del DV.

Sin embargo, por más importante que el folato sea para las futuras mamás, ellas no son las únicas que deben estar disfrutando del guacamole en la mesa o de la ensalada de aguacate. Todos necesitamos este nutriente esencial para que nuestros nervios funcionen bien. También es posible que el folato ayude a combatir las enfermedades cardíacas.

Cómo maximizar sus poderes curativos

Busque el aguacate de Florida. Aunque la grasa monoinsaturada del aguacate hace que baje el nivel de colesterol en la sangre, no hay que olvidar que también tiene la mala costumbre de hacernos subir de peso. A fin de aprovechar al máximo los nutrientes que ofrece esta fruta sin consumir tanta grasa, compre el aguacate de Florida. Esta variedad tiene más o menos dos tercios de las calorías y la mitad de la grasa de los que se cultivan en California.

Cómprelo en el momento justo. También hay otra manera de evitar la grasa mientras disfruta de esta delicia: compre los aguacates cosechados entre noviembre y marzo. Tienen hasta dos tercios menos de la grasa de los recogidos en septiembre u octubre.

AJO

Amigo antibiótico y anticáncer

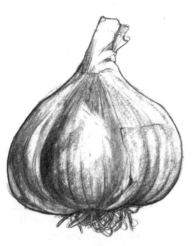

PODERES CURATIVOS

- Previene las enfermedades cardíacas y el derrame cerebral
- Baja los triglicéridos y el colesterol
- Reduce el riesgo de contraer cáncer del estómago y del colon
- Alivia las infecciones del oído

Sin el ajo, ¿qué sería de la cocina latina? Sin él, los caribeños no podrían hacer su sabroso sofrito, el ingrediente básico de múltiples platillos de Puerto Rico, la República Dominicana y Cuba. Y no sólo el sofrito. Una plétora de platillos —entre ellos pozole, yuca con mojo, pasteles, tamales y enchiladas— simplemente no serían iguales sin el ajo.

Este condimento de sabor y olor penetrantes ha provocado una enorme cantidad de investigaciones. Los resultados son realmente asombrosos: el ajo ofrece inmensos beneficios médicos.

Primero que nada, los estudios demuestran que el ajo baja el colesterol y hace que la sangre sea menos espesa, lo cual posiblemente ayude a prevenir la hipertensión (presión arterial alta), las enfermedades cardíacas y el derrame cerebral.

Además, se ha observado que en el laboratorio el ajo detiene, al parecer, el crecimiento de las células cancerosas. Diversos estudios realizados entre la población en general indican que se dan menos casos de cáncer del estómago y del colon entre las personas que comen mucho ajo que entre las que lo comen poco.

Por si todo esto fuera poco, algunas investigaciones han demostrado que el ajo puede ayudar a fortalecer el sistema inmunológico y a reducir la concentración de azúcar en la sangre. También es posible que alivie el asma y que mantenga saludables y fuertes las células individuales del cuerpo, retrasando o impidiendo la aparición de algunas de las afecciones relacionadas con el envejecimiento.

Desde hace miles de años se reconoce el potencial del ajo para curar. A lo largo del tiempo se le ha utilizado para tratar un sinnúmero de problemas de la salud, desde heridas e infecciones hasta complicaciones digestivas.

Compañero del corazón

Hasta ahora los investigadores han descubierto dos formas en que el ajo ayuda al corazón y a la circulación de manera importante. En primer lugar, contiene muchos compuestos de azufre, entre ellos bisulfito de dialilo (*DADS* por sus siglas en inglés), el cual al parecer facilita la circulación de la sangre al impedir que las plaquetas se peguen entre sí y se coagulen. Los investigadores a cargo de un estudio llevado a cabo por la Universidad Brown en Providence, Rhode Island, dieron extracto añejo de ajo —más o menos el equivalente a entre cinco y seis dientes de ajo fresco— a 45 hombres que tenían niveles altos de colesterol en la sangre. Al examinar posteriormente la sangre de estos hombres, observaron que la velocidad con la que las plaquetas se juntaban y se pegaban había bajado desde un 10 hasta un 58 por ciento.

"Cuando la actividad de las plaquetas es muy alta, aumenta la probabilidad de sufrir arteriosclerosis, un ataque cardíaco o un derrame cerebral", dice el investigador Robert I. Lin, Ph.D., vicepresidente ejecutivo de la empresa Nutrition International ubicada en Irvine, California. "Sin embargo, los compuestos de azufre son muy eficaces. Hacen que la sangre sea menos espesa."

El ajo también beneficia al corazón porque reduce los índices de colesterol y de las grasas sanguíneas llamadas triglicéridos en la sangre. "La síntesis de la grasa y la producción del colesterol de la sangre tienen lugar principalmente en el hígado", explica Yu-Yan Yeh, Ph.D., profesor de ciencias de la nutrición en la Universidad Estatal de Pensilvania en University Park. "Entre menor sea la cantidad de estas sustancias producida por el hígado, menos se van a encontrar en la sangre."

Al revisar 16 estudios efectuados con 952 personas, unos investigadores británicos descubrieron que el consumo de ajo, ya sea fresco o en polvo, baja el colesterol en promedio en un 12 a un 13 por ciento.

EN LA COCINA

El ajo crudo tiene un sabor muy fuerte, por eso tal vez le interesaría probar otra manera de cocinarlo: asado. El ajo asado tiene un sabor dulce y acaramelado mucho menos fuerte que el ajo crudo.

Para asar el ajo, corte la punta de la cabeza de ajo, de manera que apenas se vean las puntas de los dientes. Frote la cabeza de ajo ligeramente con un poco de aceite de oliva y envuélvala con un pedazo de papel aluminio. Deje un poco de espacio entre el bulbo del ajo y el papel, pero selle las orillas muy bien. Ase en el horno a 350°F (178°C) durante unos 45 minutos, hasta que esté muy suave. (También puede "asar" el ajo en el horno de microondas: póngalo en el horno a temperatura alta y cocine, sin tapar y sin aceite, durante unos 10 minutos; voltee el ajo dos veces durante este tiempo.) Saque del horno y deje enfriar un poco.

Para comer el ajo asado, sólo tiene que apretar la cabeza firmemente del lado de la raíz para sacar los dientes de sus cascarillas. Puede untarlo en pan o mezclarlo con pasta o verduras cocidos. Si no lo va a comer de inmediato, se conserva durante una semana como máximo en un recipiente herméticamente cerrado en el refrigerador.

Protección contra el cáncer

Los estudios especializados han recabado cada vez más pruebas de que es posible prevenir y tratar el cáncer con sólo incluir un poco de ajo en la alimentación diaria. Indican que el ajo ayuda de varias maneras a detener el desarrollo del cáncer: impide que los cambios que conducen al cáncer ocurran en las células, frena el crecimiento de los tumores y mata las células dañinas directamente. A continuación resumimos algunos de los descubrimientos principales sobre el ajo:

- El ajo contiene un compuesto llamado "s-alilcisteína", el cual al parecer detiene la actividad metabólica por la cual una célula sana se vuelve cancerosa. Así lo afirma John Milner, Ph.D., profesor y jefe del departamento de nutrición en la Universidad Estatal de Pensilvania.

- La sustancia DADS que mencionamos anteriormente afecta la capacidad de las células cancerosas para dividirse y multiplicarse "El

DADS asfixia las células cancerosas hasta que disminuye el número de éstas y comienzan a morir", explica el Dr. Milner.

• Además, el ajo contiene trisulfito de dialilo (*DATS* por sus siglas en inglés), una sustancia 10 veces más fuerte que el DADS cuando se trata de matar las células del cáncer del pulmón en los seres humanos. "Su eficacia puede compararse con la del 5-fluorouracilo, que se utiliza mucho en la quimioterapia", dice el Dr. Milner. Y el ajo tiene la ventaja de que resulta mucho menos tóxico para las células sanas que esta droga quimioterapéutica. Por lo tanto, se tiene la esperanza de que algún día pueda servir de base para una quimioterapia más suave para el cuerpo humano.

Los beneficios del ajo no se manifiestan sólo en el laboratorio. Los investigadores han observado que donde se come mucho ajo, hay menos cáncer del estómago, y esto está basado en estudios tanto en la China como en Italia y en los Estados Unidos.

"Con base en la información de la que se dispone, yo diría que tres dientes de ajo al día pueden reducir en un 20 por ciento el peligro de contraer muchos tipos de cáncer", dice el Dr. Lin. "Y seis dientes lo reducen en por lo menos un 30 por ciento", agrega el experto.

Aproveche la "ajocilina"

La creciente capacidad de las bacterias para resistir los efectos de medicamentos que antes fueron eficaces contra ellas ha sido motivo de preocupación en los últimos años. Las investigaciones recientes sugieren que el ajo tal vez sea capaz de curar en los casos en que fracasan los medicamentos convencionales o en los que estos resultan demasiado tóxicos.

Algunos investigadores del Hospital de la Ciudad de Boston tomaron muestras de 14 cepas diferentes de bacterias de las narices y las gargantas de niños afectados por infecciones del oído. Algunas de las infecciones no habían respondido en absoluto al tratamiento con antibióticos. En cambio, en el laboratorio, el extracto de ajo resultó muy eficaz para matar incluso los microbios más resistentes.

Cómo maximizar sus poderes curativos

Disfrútelo fresco. El ajo crudo machacado contiene alicina, un compuesto que se descompone fácilmente y libera toda una serie de elementos saludables, tales como el DADS y el DATS. Desde luego el penetrante sabor del ajo crudo no es del agrado de todo mundo. Haga la prueba de

CREMA AGRIA AL AJO

3	dientes de ajo medianos
1	taza de crema agria descremada
2	cucharadas de mayonesa de grasa reducida
1	cucharada de perejil fresco picado en trocitos

Ponga el ajo en una licuadora (batidora) o en un procesador de alimentos. Muela brevemente. Agregue la crema agria, la mayonesa y el perejil. Muela durante 1 minuto o hasta que todos los ingredientes se incorporen perfectamente.

Para 1 taza

POR ¼ TAZA

calorías	91
grasa total	2.5 g
grasa saturada	0.5 g
colesterol	3 mg
sodio	45 mg
fibra dietética	0.1 g

cortar un diente a la mitad y de frotarlo con fuerza en la superficie interior de una ensaladera de madera antes de agregar la ensalada. Obtendrá un sabor muy leve a ajo y grandes beneficios para su salud.

Píquelo fino. Ya sea que le guste el ajo cocido o crudo, su superficie aumenta muchísimo cuando se pica en trocitos, se aplasta o se machaca. De esta manera, se produce y se libera la mayor cantidad posible de compuestos saludables.

Que no se le pase la mano. Al recocer el ajo se pierden algunos de sus delicados compuestos. Según el Dr. Lin, lo mejor es cocerlo sólo levemente: frito y revuelto constantemente con verduras al estilo asiático, por ejemplo, o agregándolo a un guiso (estofado) de cocción prolongada sólo durante unos cuantos minutos al final. De cualquier manera, "el sabor resulta mucho menos fuerte que si usara el ajo crudo", indica el experto.

ARROZ

Conquistador del colesterol

Si todos los cocineros (especialmente los cocineros latinos) se vieran obligados a quedarse con un solo alimento en su despensa, probablemente elegirían el arroz. Este grano aparece en las mesas de todas las Américas, tanto en la paella como en el asopao, con frijoles (habichuelas), gandules, garbanzos o chícharos (guisantes) y en postres como el arroz con leche. Y nosotros no somos los únicos encantados con el arroz. El mundo entero disfruta de este alimento; se calcula que existen unas 40,000 variedades diferentes, tales como el arroz *basmati* de la India y Pakistán, el arroz *arborio* de Italia, el arroz valenciano de España y el arroz "pegajoso" del Japón.

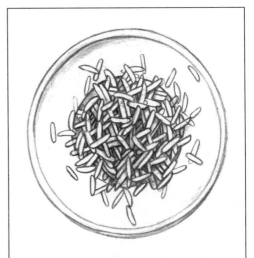

PODERES CURATIVOS

- Baja el colesterol
- Facilita la digestión
- Reduce el riesgo de cáncer de colon

El arroz más nutritivo es el integral, que contiene grandes cantidades de fibra, carbohidratos complejos y las vitaminas B, los cuales son esenciales para la buena salud, dice Maren Hegsted, Ph.D., profesora de nutrición humana y alimentos en la Universidad Estatal de Louisiana en Baton Rouge. Además, contiene un compuesto muy poderoso que ayuda a reducir la cantidad de colesterol que produce el cuerpo. Como ya se sabe que un alto nivel de colesterol es uno de los principales factores de riesgo para las enfermedades cardíacas, el arroz integral puede desempeñar un papel importante de cualquier programa para proteger el corazón.

EN LA COCINA

Los fabricantes de arroz con frecuencia prometen que su producto saldrá perfecto siempre, lo cual indica que algunos tipos de arroz salen pegajosos y húmedos o, lo que es peor, secos y duros. Estas indicaciones le permitirán preparar un arroz perfecto siempre, sin importar de cuál marca compre.

Déjelo en paz. A los cocineros les cuesta trabajo no revolver o revisar el arroz mientras se está cocinando. Lo malo es que cuando el arroz se revuelve frecuentemente antes de cocerse, los granos se dañan y el producto final puede quedar suave y pegajoso. (Una excepción a esta regla es el arroz *arborio*, que debe revolverse mientras se cocina.)

Fíjese en la textura. Para evitar que el arroz se recueza, es una buena idea revisarlo un poco antes de que según usted deba estar listo. Si todavía se ve un poco mojado, le hace falta otro minuto o dos en la lumbre (o más tiempo aún) para absorber el exceso de agua.

Cuando las variedades de arroz de grano largo están listas, sus granos se separan con facilidad, sin quedar secos ni tampoco mojados y pegajosos. El arroz de grano corto o mediano, por su parte, suele pegarse un poco. Deje reposar el arroz de 15 a 20 minutos después de haberse cocido para que este efecto se reduzca un poco.

Control culinario del colesterol

El hígado produce colesterol porque el cuerpo lo necesita para funcionar bien. El problema surge cuando tenemos una dieta muy alta en grasa; el hígado produce demasiado colesterol, lo cual aumenta la posibilidad de sufrir de una enfermedad cardíaca.

Según la Dra. Hegsted, es posible que el arroz integral ayude a evitar que esto suceda. El salvado, la capa exterior del grano, contiene una sustancia llamada orizanol. Se ha demostrado que este compuesto puede ayudar a reducir la cantidad de colesterol que el cuerpo produce.

De hecho, su composición química se parece a la de los medicamentos especiales para bajar el colesterol.

En un estudio llevado a cabo por la Universidad Estatal de Louisiana, se le dio de comer a un grupo de personas 100 gramos diarios (aproximadamente 3½ onzas) de salvado de arroz durante tres semanas. Al finalizar este tiempo, los investigadores observaron que su nivel de colesterol había bajado en promedio un 7 por ciento. La mejor noticia fue que sus niveles de colesterol lipoproteínico de baja densidad (*LDL* por sus siglas en inglés), la variedad perjudicial de colesterol, se redujeron en un 10 por ciento, mientras que se mantuvo relativamente alto su índice de colesterol lipoproteínico de alta densidad (*HDL* por sus siglas en inglés).

Tal vez una disminución del 10 por ciento de los niveles de colesterol no suene muy impresionante. Sin embargo, los médicos calculan que por cada 1 por ciento que se reduzca el colesterol, el riesgo de sufrir de una enfermedad cardíaca disminuye en un 2 por ciento. Esto significa que los participantes del estudio, al comer arroz integral, bajaron el riesgo de enfermarse del corazón en un 20 por ciento durante sólo tres semanas.

Una esponja saludable

El arroz integral es más oscuro y duro de masticar que su homólogo blanco, porque cada grano viene envuelto por una nutritiva capa exterior. Esta parte del arroz es la que más fibra contiene, dice Christine Negm, R.D., nutrióloga y directora de servicios técnicos en Lundberg Family Farms, una empresa productora de arroz ubicada en Richvale, California. Media taza de arroz integral contiene más o menos 2 gramos de fibra, explica Negm.

La fibra del arroz integral es insoluble, de modo que al llegar al intestino, funciona como una esponja que absorbe grandes cantidades de agua, explica la Dra. Hegsted. El excremento se hace más voluminoso y húmedo, de modo que se elimina más fácilmente. Además, avanza más rápidamente por el colon. Por lo tanto, las sustancias perjudiciales que pueda contener el excremento disponen de menos tiempo para dañar las células de la pared del colon, lo cual posiblemente reduzca el peligro de contraer cáncer. Algunos investigadores calculan que el riesgo de sufrir del cáncer de colon bajaría en un 31 por ciento si las personas aumentaran la cantidad de fibra en su alimentación a 39 gramos al día.

No sólo el colon se beneficia con la fibra del arroz integral, sino

también los senos. La fibra se enlaza con el estrógeno en el tracto digestivo, por lo cual se reduce la circulación de esta hormona por el torrente
sanguíneo. Esto es importante, porque se ha demostrado que los cambios en las células provocados por un alto nivel de estrógeno pueden
producir cáncer de mama. Un estudio realizado por investigadores australianos y canadienses llegó a la conclusión de que el riesgo del cáncer
de mama disminuía en un 38 por ciento en las mujeres que comían 28
gramos de fibra al día, en comparación con las que comían sólo la mitad
de esa cantidad.

Echándole una manita a la naturaleza

El problema del arroz blanco es que el proceso de elaboración elimina
las nutritivas capas exteriores del grano, dejando sólo el centro tierno
pero menos saludable. A manera de compensación, los fabricantes hacen
un juego de manos alimenticio. Vuelven a agregar algunos de los nutrientes eliminados durante el proceso de elaboración, como niacina y
tiamina. De esta manera, el arroz blanco llega a contener una cantidad
mayor de estos nutrientes que la proporcionada originalmente por la
naturaleza.

Media taza de arroz blanco contiene 0.2 miligramos de tiamina, una
vitamina B necesaria para convertir el alimento en energía, así como 2
miligramos de niacina, que ayuda a asegurar el buen funcionamiento del
metabolismo. El arroz integral, por el contrario, sólo contiene 0.1
miligramos de tiamina y 1 miligramo de niacina. "El contenido nutritivo
del arroz blanco se enriquece al máximo", dice Negm.

Sin embargo, lo que le falta al arroz blanco es la fibra. Media taza de
este grano contiene sólo 0.2 gramos de fibra, 10 veces menos que la
misma cantidad de arroz integral. Por lo tanto, si se trata de obtener el
mayor número de beneficios nutritivos posibles, el arroz integral es la
mejor opción.

Cómo maximizar sus poderes curativos

Manténgalo fresco. El arroz integral está lleno de aceites y no tarda
en ponerse rancio si se guarda a una temperatura ambiente normal, dice la
Dra. Hegsted. Los compuestos curativos se conservan mejor si se pone en
un recipiente hermético en el refrigerador, donde se mantendrá fresco
hasta por un año.

Aproveche el agua. Muchos de los nutrientes importantes tanto del arroz integral como del blanco se filtran al agua durante el proceso de cocción. Cocine el arroz hasta que absorba toda el agua, en lugar de escurrirlo. Así, esos nutrientes terminarán en su plato, no en el desagüe.

No hay que lavarlo. En el caso del arroz blanco enriquecido, la niacina y la tiamina se encuentran en la parte exterior del grano. Por lo tanto, si el arroz se lava antes de cocerlo, estos nutrientes se pierden. Negm sugiere preparar el arroz de la bolsa, tal como viene. La única excepción es el importado, que llega a contener más impurezas que las variedades estadounidenses.

AVES DE CORRAL

Arrasan la anemia

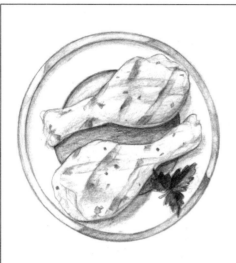

PODERES CURATIVOS

- Mantienen la salud del sistema nervioso
- Previenen problemas de energía y de la memoria
- Previenen la anemia por carencia de hierro
- Fortalecen el sistema inmunológico

No hay duda que las aves de corral, particularmente el pollo, tienen un lugar especial en las mesas latinas. Por ejemplo, casi todos los países latinoamericanos tienen una versión del platillo clásico arroz con pollo. Además, cada país tiene sus propios deleites creado con esta ave, como pollo pibil, fricasé de pollo y pamplona de pollo. La gallina también es popular, usada en algunas versiones del sancocho dominicano y las hallacas venezolanas. Si bien el pavo no se ha comido tanto como el pollo o la gallina, esta ave sí se usa en versiones de recetas como mole poblano, manchamanteles y pavo a la Cecilia. Y en los Estados Unidos, los latinos conscientes de su salud están aprovechando el pavo para nuevas versiones saludables de picadillo y albóndigas.

De todas maneras, las aves no sólo son una parte rica de nuestra cocina, sino también una parte importante de una alimentación sana. Sin su pellejo, las aves se convierten en una sabrosa alternativa baja en grasa de las carnes con mayor contenido de grasa, como las de res y de cerdo. Además, la gran cantidad de vitaminas y minerales difíciles de obtener sólo de fuentes vegetales que se encuentran en las aves ayuda a combatir las enfermedades y también aumentar los niveles de energía.

Sin embargo, hay que tomar en cuenta que ese pollo tan saludable puede "caerle gordo" en la cintura si no lo despelleja antes de saborearlo. Esto es porque el pellejo de las aves es muy alto en grasa. Por tanto, debe despellejarlo siempre, especialmente si disfruta un pollito en un restaurante de comida rápida. Ciertos investigadores demostraron, por ejemplo, que el contenido de grasa, sodio y calorías de medio pollo del que se sirve en Boston Market es casi igual al de una *Big Mac* acompañada de una porción grande de papas fritas y un batido (licuado) de chocolate.

EN LA COCINA

Los mejores *chefs* están de acuerdo en que el truco para cocinar las aves a la perfección es dejarles el pellejo mientras se cocinan. Al derretirse la grasa de la piel, la carne conserva su sabor y no se seca durante el largo proceso de cocción.

"La carne de las aves de corral muchas veces sale demasiado seca cuando se cocina sin el pellejo", dice Susan Kleiner, R.D., Ph.D., dueña de la compañía High Performance Nutrition en Mercer Island, Washington.

"Además, los estudios demuestran que si se quita el pellejo una vez que la pieza esté cocida, su contenido de grasa es más o menos el mismo que cuando se quita desde el principio."

Una inyección de vitaminas B

Las vitaminas B no tienen la fama de la C o la E, pero sí son claves para el mantenimiento del cuerpo. De muchas maneras casi imperceptibles facilitan el funcionamiento de nuestras mentes y cuerpos. Sin las vitaminas B andaríamos tropezándonos por la vida, deprimidos, confundidos, anémicos y nerviosos . . . o hasta en peores condiciones.

Las aves de corral, afortunadamente, contienen grandes cantidades de tres vitaminas B esenciales para la salud: niacina, vitamina B_6 y vitamina B_{12}.

Según la pieza que escoja, la carne de pollo y de pavo proporciona entre el 16 y el 62 por ciento del Valor Diario (*DV* por sus siglas en inglés) de niacina, que asciende a 20 miligramos. (La pechuga de pollo ocupa el extremo más alto de la escala, mientras la carne oscura del pavo ocupa el extremo más bajo.) Diversos estudios han demostrado que la niacina posiblemente sirva para reducir el colesterol y disminuir la probabilidad de sufrir de un ataque cardíaco.

Las aves de corral también contienen 0.3 microgramos de vitamina B_{12}, el 5 por ciento del DV de este nutriente. La vitamina B_{12} se encuentra

AVISO

Las aves a veces contienen muchos microorganismos, en particular la salmonella, una bacteria que puede provocar intoxicaciones. Aunque no podemos eliminar las bacterias por completo, sí hay varias maneras de asegurarse de que la carne de ave que coma sea segura y saludable. Aquí presentamos los consejos de los expertos.

Esmérese en cuestiones de limpieza. Cuando se maneja la carne cruda de aves, las bacterias se trasmiten fácilmente a la tabla de picar y a los utensilios, y de ahí a su organismo. Por lo tanto, lave muy bien y con frecuencia sus utensilios y el área de trabajo con jabón y agua tibia.

Enfríelas. La salmonella es feliz reproduciéndose a temperatura ambiente. Por lo tanto, los expertos recomiendan descongelar las aves de corral en el refrigerador, no sobre la mesa de la cocina. Siga el mismo consejo si va a adobar su carne: hágalo en el refrigerador, no a temperatura ambiente. Y bote el adobo de inmediato, usándolo sólo una vez. Puede estar contaminado por el contacto prolongado con la carne, dicen los especialistas.

Busque la transparencia. Para matar todas las bacterias es importante que las aves se cocinen muy bien, recomiendan los expertos. Cuando rebane la carne, ésta debe estar completamente blanca o de color café, si se trata de carne oscura, sin el menor toque del color rosado. Lo mismo se aplica al jugo de la carne. Cuando la apriete, el jugo debe salir transparente, no rosado. Para asegurarse de que pueda comer la carne sin ningún problema, utilice un termómetro para carne para comprobar que tenga una temperatura interna de 140°F (60°C).

MUSLOS DE POLLO AL ESTILO VAQUERO

8 muslos de pollo

1 cucharada de pimentón (paprika)

1 cucharada de salsa *Worcestershire*

2 cucharaditas de azúcar morena (mascabado) clara empacada

½ cucharadita de pimienta roja molida

½ cucharadita de cebolla en polvo

¼ cucharadita de semilla de apio

POR PORCIÓN:

calorías	**167**
grasa total	**5.3 g**
grasa saturada	**1.4 g**
colesterol	**82 mg**
sodio	**127 mg**
fibra dietética	**0.4 g**

1. Precaliente el asador (*broiler*) del horno. Rocíe la charola del asador con aceite antiadherente en aerosol. Afloje el pellejo de los muslos de pollo, pero no lo quite.

2. Ponga el pimentón, la salsa *Worcestershire*, el azúcar morena, la pimienta, la cebolla en polvo y las semillas de apio en un tazón (recipiente) pequeño y revuelva hasta obtener una pasta espesa. Unte de manera uniforme sobre la carne de los muslos de pollo, por debajo del pellejo. Jale el pellejo para cubrir la mayor parte posible de los muslos. Ponga los muslos de pollo sobre la charola del asador.

3. Ase a 6" (15 cm) de la unidad de calor de 8 a 10 minutos por lado, hasta que la carne esté bien cocida. Para saber si está cocida, introduzca la punta de un cuchillo afilado en la parte más gruesa del muslo. El jugo que salga debe estar transparente; si sale rosado, todavía le falta tiempo de cocción. Quite el pellejo antes de servir los muslos.

Para 4 porciones

casi de manera exclusiva en alimentos de origen animal y resulta esencial para el funcionamiento saludable del cerebro. Si no se consume suficiente vitamina B_{12}, se puede llegar a experimentar fatiga, pérdida de la memoria y otros problemas neurológicos.

Otra vitamina B, la B_6, es esencial para fortalecer el sistema inmunológico. También se necesita para la producción de glóbulos rojos y para conservar la salud del sistema nervioso. Las aves de corral proporcionan entre 0.2 y 0.5 miligramos de vitamina B_6, lo cual equivale a entre el 10 y el 25 por ciento del DV.

Metal para cumplir con sus metas

Los caballeros de la antigüedad nunca hubieran salido al campo de batalla sin sus armaduras de hierro. Éstas ya no nos hacen falta, pero no por eso hemos dejado de necesitar el hierro para fortalecernos en los combates cotidianos de la vida moderna. La diferencia es que ahora nos lo comemos, en lugar de vestirnos con él.

El hierro es uno de los nutrientes más importantes cuando se trata de asegurar un máximo de energía y vitalidad. Sin embargo, muchos de nosotros, sobre todo las mujeres, no consumimos los 15 miligramos diarios que se requieren, según dice Susan Kleiner, R.D., Ph.D., dueña de la compañía High Performance Nutrition en Mercer Island, Washington.

Una pieza de carne de ave le proporciona entre el 5 y el 16 por ciento del hierro que se necesita diariamente. Más o menos 3 onzas (84 g) de pierna de pollo o pechuga de pavo de carne blanca contienen 1.2 miligramos de hierro, el 8 por ciento de la Asignación Dietética Recomendada (*RDA* por sus siglas en inglés) para las mujeres. La misma cantidad de carne oscura de pavo asado proporciona 2.0 miligramos de hierro, el 13 por ciento de la RDA para las mujeres.

El hierro existe en abundancia en los cereales enriquecidos, el tofu, los frijoles (habichuelas) y otros alimentos aparte de la carne. Sin embargo, el cuerpo no siempre lo absorbe fácilmente cuando proviene de estas fuentes. En cambio, el tipo de hierro que contiene la carne de las aves de corral (que se llama hierro hemo) se absorbe fácilmente, explica la Dra. Kleiner. El cuerpo es capaz de absorber hasta un 15 por ciento más de este tipo de hierro que del hierro no hemo, indica la experta. Además, el consumo del primero ayuda al cuerpo a absorber el segundo tipo de hierro. De esta manera se aprovecha al máximo el contenido de hierro de todos los alimentos que consumimos, dice la Dra. Kleiner.

La fuerza inmunológica del cinc

Nuestro sistema inmunológico es fundamental cuando se trata de evitar todo tipo de problemas de la salud, empezando por los más leves, tales como las infecciones y los resfriados (catarros) que nos obligan a guardar cama. Para evitar esto, hay que mantener fuerte el sistema inmunológico, y un elemento esencial para ello es el cinc. Las células de nuestro cuerpo que combaten las infecciones requieren una cantidad muy pequeña de este oligoelemento, pero tienen que tenerla para hacer bien su trabajo.

Además, los estudios indican que si consumimos suficiente cinc, se podrá hacer más lenta la evolución de un trastorno ocular muy corriente que se llama degeneración macular. Esta enfermedad puede causar la pérdida irreversible de la vista, especialmente entre los ancianos.

Igual que sucede con el hierro, se encuentra cinc en otros alimentos aparte de la carne, como por ejemplo en los granos integrales y el germen de trigo. Pero hay el mismo problema que con el hierro; o sea, le cuesta más trabajo al cuerpo absorberlo de alimentos vegetales que de carnes, dice la Dra. Kleiner.

Afortunadamente, el pollo le ayudará a mantener su consumo de cinc en los niveles necesarios, afirma la Dra. Kleiner. La mayoría de las aves de corral aportan entre el 6 y el 25 por ciento de los 15 miligramos que hay que consumir diariamente.

Cómo maximizar sus poderes curativos

Métale diente al muslo sin miedo. Cuando se trata de las aves de corral, muchas personas evitan la carne oscura por su contenido más alto de grasa. Tienen razón, admite la Dra. Kleiner. Sin embargo, la carne oscura también tiene un contenido mucho más alto de minerales. Por lo tanto, vale la pena comerla de vez en cuando.

"Lo importante es quitarle el pellejo, que es donde está la mayor parte de la grasa", dice la experta. "Gran parte del hierro y del cinc se encuentran en la carne oscura."

BATATA DULCE

Aliado antioxidante

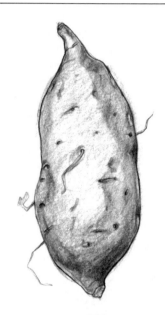

PODERES CURATIVOS

• Reduce el riesgo de sufrir enfermedades del corazón y cáncer

• Ayuda a controlar la diabetes

• Conserva la memoria

La batata dulce, un ingrediente en muchos potajes, como el ajiaco, en realidad es parte de una sopa: una sopa de nombres. Decimos esto porque esta vianda de color amarillo-naranja es también conocida en Latinoamérica como boniato o camote. El problema es que en Cuba, "boniato" se refiere a un tubérculo de color rosado. En Puerto Rico, a este mismo tubérculo se le llama "batata", y no tiene nada que ver con la batata dulce. Además, en inglés la batata dulce se conoce como "*sweet potato*" o "*yam*", que hace que se confunda con el ñame, una vianda tropical de color gris.

Sin embargo, por lo menos no hay una confusión cuando se trata de los poderes curativos de la batata dulce. Ya que contiene tres antioxidantes conocidos, el betacaroteno y las vitaminas C y E, es posible que prevenga el cáncer y las enfermedades del corazón. Además, los expertos la recomiendan cuando se trata de controlar el peso y de tratar ciertas afecciones relacionadas con el sobrepeso, como la diabetes, por su alto contenido de carbohidratos complejos y sus pocas calorías, ya que cada porción de 4 onzas (112 g) sólo tiene 117 calorías.

Protección de a montón

Los especialistas muchas veces recomiendan la batata dulce por su alto contenido de betacaroteno. Una porción de 4 onzas proporciona más de 14 miligramos de este nutriente. Si las incluye en su menú, puede ayudar a proteger el corazón y combatir el cáncer. Esto es lo que dice Pamela Savage-Marr, R.D., portavoz de la Asociación Dietética de los Estados Unidos en Dearborn, Michigan.

Al igual que las vitaminas C y E y otros antioxidantes, el betacaroteno ayuda a proteger al cuerpo de unas moléculas dañinas de oxígeno llamadas radicales libres, explica Desterré L. Morris, Ph.D., vicepresidente y profesor adjunto en la Facultad de Medicina de la Universidad de Carolina del Norte

EN LA COCINA

Los productores de la batata dulce curan la raíz antes de enviarla al mercado (es decir, la mantienen en condiciones de alta humedad y temperaturas elevadas durante más o menos una semana y media). Por lo tanto, se conserva muy bien y se mantiene fresca durante un mes, aproximadamente, desde el momento que llegue a su casa. De todas maneras es importante observar ciertas indicaciones para evitar que se eche a perder.

Manténgala fresca. La batata dulce debe guardarse en el sótano o en alacenas en las que la temperatura se mantenga entre 45° y 55°F (7° a 13°C). (No la ponga en el refrigerador, porque la temperatura fría acorta su vida.) Cuando se guarda a temperatura ambiente, se mantiene fresca durante más o menos una semana.

Guárdela seca. La batata dulce se echa a perder si se moja. Lo mejor es guardarla seca y no lavarla hasta que llegue el momento de cocinarla.

Trátela con ternura. La batata dulce se echa a perder rápidamente si se corta o magulla. No la compre si se ve golpeada. Trátela con cuidado para asegurar que se conserve por más tiempo.

en Chapel Hill. La batata dulce y otros alimentos con un alto contenido de betacaroteno ayudan a neutralizar estas moléculas antes de que puedan perjudicar diversas partes del cuerpo, como los vasos sanguíneos y ciertas partes del ojo.

En un estudio que abarcó a un total de casi 1,900 hombres, el Dr. Morris y sus colegas descubrieron que los que tenían la mayor cantidad de carotenoides en su sangre —no sólo betacaroteno, sino también sustancias como luteína y zeaxantina— tenían un 72 por ciento menos probabilidades de sufrir de ataques cardíacos que los hombres cuya sangre mostraba la menor cantidad de estos elementos. Hasta los fumadores se beneficiaron: aquellos que tenían la mayor cantidad de compuestos protectores en su sangre tenían un 25 por ciento menos probabilidades de sufrir de un ataque cardíaco que los que tenían menos de estos elementos en su sangre.

La batata dulce también es una rica fuente de vitamina C. Cada porción de 4 onzas contiene 28 miligramos de esta sustancia, casi la mitad del Valor Diario (*DV* por sus siglas en inglés). Además, la misma cantidad proporciona 6 unidades internacionales (*IU* por sus siglas en inglés) de vitamina E, el 20 por ciento del DV. "Este nutriente es muy difícil de obtener de fuentes naturales", dice Paul Lachance, Ph.D., profesor de nutrición en la Universidad de Rutgers en New Brunswick, Nueva Jersey.

Control del azúcar en la sangre

El alto contenido de fibra de la batata dulce la convierte en un alimento muy saludable para los diabéticos. La fibra ayuda de manera indirecta a reducir la concentración de azúcar en la sangre, al reducir la velocidad con la que el alimento se convierte en glucosa e ingresa al torrente sanguíneo. Además, la batata dulce tiene muchos carbohidratos complejos, por lo cual puede ayudar a las personas a controlar su peso, lo cual a su vez facilita el control de la diabetes.

El peso y la concentración de azúcar en la sangre están directamente relacionados el uno con el otro. Las estadísticas demuestran que más o menos el 85 por ciento de las personas que padecen de la diabetes del Tipo II (no dependiente de la insulina) también tienen sobrepeso. La batata dulce ayuda a dar la sensación de estar lleno y por consiguiente disminuye la tentación de comer otros alimentos con mayor contenido de grasa.

Bajar de peso llega a producir grandes mejorías en cuanto a la concentración de azúcar en la sangre. En algunas personas, el azúcar en la

BATATAS DULCES CON SÉSAMO

2 libras (896 g) de batata dulce (camote, *sweet potato*)

2 cucharaditas de semilla de sésamo (ajonjolí)

1 manojo de cebollín, picado

1 cucharada de aceite de oliva

2 dientes de ajo, picados en trocitos

1 cucharada de salsa de soya de sodio reducido

1 cucharada de azúcar morena (mascabado) clara empacada

1 cucharadita de aceite de sésamo oscuro

1. Lave las batatas dulces muy bien y séquelas cuidadosamente con toallas de papel. Pique cada una 3 ó 4 veces con un tenedor. Ponga las batatas dulces sobre una toalla de papel en forma de los rayos de una rueda, con los extremos más delgados hacia el centro. Cocine durante 5 minutos en el horno de microondas, con el horno en *high*. Voltee las batatas dulces. Hornee de 5 a 8 minutos más, o hasta que sea posible introducir fácilmente la punta de un cuchillo afilado en las batatas, pero sin que hayan perdido su firmeza. Ponga aparte hasta que se hayan enfriado lo suficiente para tocarlas. Pele y luego corte en rodajas gruesas.

2. Ponga las semillas de sésamo a fuego mediano en una sartén antiadherente grande. Revuelva constantemente durante 30 segundos, hasta que estén doradas. Agregue el cebollín, el aceite de oliva y el ajo. Revuelva hasta mezclar todos los ingredientes. Fría durante 30 segundos o hasta que empiecen a soltar su aroma.

3. Agregue la salsa de soya, el azúcar y el aceite de sésamo. Fría durante unos 10 segundos, hasta que el azúcar se derrita. Agregue las batatas dulces y mezcle bien hasta que se recubran perfectamente. Fría durante 1 minuto o hasta que estén bien calientes.

Para 6 porciones

POR PORCIÓN:	
calorías	**208**
grasa total	**5.6 g**
grasa saturada	**0.8 g**
colesterol	**0 mg**
sodio	**275 mg**
fibra dietética	**4.7 g**

sangre se normaliza después de bajar sólo de 5 a 10 libras (2 a 5 kg). Así lo indica el Dr. Stanley Mirsky, profesor clínico adjunto de enfermedades metabólicas en la Escuela de Medicina de Mount Sinai en la ciudad de Nueva York.

Una mente más aguda

Además de fibra y vitaminas antioxidantes, la batata dulce contiene las vitaminas B conocidas como folato y B_6. Estos nutrientes posiblemente ayuden al cerebro a realizar algunas de sus funciones afectadas por el proceso de envejecimiento.

Los investigadores del Centro Jean Mayer de Investigaciones sobre Nutrición Humana Especializado en el Proceso del Envejecimiento del Departamento de Agricultura de los Estados Unidos en la Universidad de Tufts en Boston, estudiaron los índices de folato y de vitaminas B_6 y B_{12} en la sangre de 70 hombres entre los 54 y los 81 años de edad. Los hombres con un bajo índice de folato y de vitamina B_{12} mostraron una concentración más alta de un aminoácido llamado homocistina. Un alto nivel de homocistina al parecer se relaciona con ciertas dificultades para resolver pruebas de dominio espacial, como copiar un cubo o un círculo o identificar patrones.

Cómo maximizar sus poderes curativos

Concéntrese en el color. Cuando compre batatas dulces, siempre escoja las que tengan el color anaranjado más intenso y bonito. Entre más fuerte el color, más grande la cantidad de betacaroteno que la raíz contiene, dice Mark Kestin, Ph.D., profesor auxiliar asociado de epidemiología en la Escuela de Medicina de la Universidad de Washington en la ciudad de Seattle.

Agregue un poco de grasa. Algunas vitaminas se disuelven en agua, pero el betacaroteno necesita un poco de grasa para atravesar la pared del intestino, dice John Erdman, Ph.D., experto en betacaroteno y director de la división de ciencias de la nutrición en la Universidad de Illinois en Urbana. En la mayoría de los casos, explica el especialista, los otros alimentos que componen su menú le darán la cantidad necesaria de grasa, que normalmente es de 5 a 7 gramos.

CARNES

Minas de minerales

Carne con papas. Bistec encebollado. Mofongo. Mole negro con cerdo. Fajitas de res. Carne asada. Churrasco. Lechón asado. ¿Qué harían nuestras cocinas latinoamericanas —y nuestros paladares— sin la carne?

Sin embargo, los especialistas en nutrición nos llevan diciendo hace años que las carnes de res y cerdo son dañinas para la salud. ¿Entonces qué? ¿Cambiamos nuestros platillos favoritos por platos llenos de brócoli y zanahorias? ¿O sigamos igual sin preocuparnos por el sobrepeso, la alta presión arterial, el colesterol alto y las enfermedades del corazón? Bueno, parece que ya no tenemos que aceptar ninguno de los dos extremos.

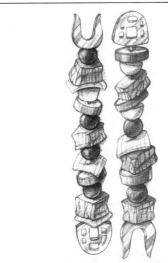

PODERES CURATIVOS

- Previenen la anemia por carencia de hierro

- Fortalecen el sistema inmunológico

- Previenen la anemia perniciosa

Aunque deberíamos comer por lo menos tres porciones de verduras al día, esto no quiere decir que tenemos que eliminar por completo la carne de nuestra dieta. Según los estudios más recientes, nuestra salud puede beneficiarse de un consumo moderado de carne siempre y cuando sea un corte magro en que menos del 25 al 30 por ciento de sus calorías provengan de la grasa. Entre otras cosas, parece que las carnes de res y cerdo previenen las deficiencias de vitaminas y minerales más fortalecen el sistema inmunológico y la sangre.

"La clave está en la moderación", explica Susan Kleiner, R.D., Ph.D., dueña de la compañía High Performance Nutrition en Mercer Island, Washington. "No se deben de comer más de 3 a 5 onzas (84 a 140 g) de carne roja al día, o sea, un pedazo más o menos del tamaño de una baraja." Así, afirma ella, "se obtienen todos los beneficios de la carne sin sus posibles efectos nocivos".

Entre estos efectos nocivos se encuentran el cáncer y las enfermedades cardíacas, pero cabe notar que los estudios que descubrieron el vínculo entre la carne y estas afecciones se basaron en personas que comían 10 onzas (280 g) de carne roja al día.

EN LA COCINA

En las cocinas saludables, las carnes magras como la espaldilla de res (*flank steak*) y el lomo de cerdo (*pork loin*) han sustituido por completo los cortes altos en grasa. Sin embargo, para que queden realmente buenas y no secas o duras hay que darles un trato especial. Para asegurar que la carne siempre le quede suave y sabrosa, observe las siguientes indicaciones.

• Empiece con un adobo. Al adobar la carne magra en el refrigerador durante varias horas antes de prepararla, se intensifica su sabor y se agrega un poco de líquido, el cual evita que la carne se seque durante el proceso de cocción.

• Hiérvala a fuego lento. Olvídese de asar un corte magro de res a la parrilla o en el horno, así como de cualquier otro método de cocción en seco. La carne simplemente no contiene una cantidad suficiente de grasa para que esto dé buenos resultados. En el caso de los cortes magros, lo mejor es estofarlos o hervirlos a fuego lento.

Ayuda a anular anemia

La carencia alimenticia más común de los estadounidenses es la de hierro. La falta de hierro en el cuerpo produce la fatiga, el síntoma número uno por el cual las personas consultan al médico.

La carne es una fuente importante de hierro, un mineral esencial para aumentar la capacidad de la sangre para transportar el oxígeno. Cuando las reservas de hierro del cuerpo se agotan, los glóbulos rojos se hacen más pequeños y se les dificulta a los pulmones enviar al resto del cuerpo el oxígeno que éste necesita. La falta de oxígeno resulta en una sensación de agotamiento.

"Sobre todo las mujeres no ingerimos cantidades suficientes de hierro", dice la Dra. Kleiner. "La principal razón es que, a diferencia de los hombres, solemos evitar los alimentos ricos en este mineral, como la carne roja." El problema se empeora, indica la experta, porque las mujeres por lo general necesitan más hierro que los hombres para reemplazar el que se pierde cada mes durante su ciclo menstrual.

Seguramente usted ya se esté preguntando qué tiene de especial la carne. Todos sabemos que también es posible encontrar hierro en otros alimentos, como los cereales de caja enriquecidos, el tofu y los frijoles (habichuelas). O en lugares más fáciles todavía, como los suplementos de hierro.

Bueno, lo que hace que la carne "salga del plato" en este aspecto es que contiene mucho hierro. Una porción de 3 onzas (84 g) de bistec *top round*, por ejemplo, contiene 3 miligramos de hierro, cantidad que corresponde al 20 por ciento de la Asignación Dietética Recomendada (*RDA* por sus siglas en inglés) para las mujeres y al 30 por ciento de la RDA para los hombres. Una porción de 3 onzas de filete de cerdo (*tenderloin*), por su parte, contiene 1 miligramo de hierro, o sea, el 7 por ciento de la RDA para las mujeres y el 10 por ciento de la RDA para los hombres.

Además, es mas fácil para el cuerpo absorber el tipo de hierro que se encuentra en la carne. Este tipo de hierro se llama hierro hemo, y el cuerpo es capaz de absorber hasta un 15 por ciento más de este tipo de hierro que del hierro no hemo, el cual se encuentra en las verduras. Además, el hierro hemo que se obtiene de la carne ayuda al cuerpo a absorber el del otro tipo, de manera que se logra la máxima absorción de hierro posible de todos los alimentos, explica la Dra. Kleiner.

Coma carne, consiga cinc y combata los resfriados (catarros)

El sistema inmunológico tiene la gran tarea de asegurar que su cuerpo pueda cumplir con sus deberes cotidianos. El cinc, a su vez, tiene la función de asegurar que su sistema inmunológico cumpla con esa tarea. Si usted sufre de una falta de este importante mineral, su sistema inmunológico

LOS MEJORES CORTES

Es cierto que la carne puede formar una parte importante de una dieta saludable. Sin embargo, hay que comprar los cortes suficientemente bajos en grasa; o sea, no más del 25 al 30 por ciento de sus calorías deben corresponder, de preferencia, a la grasa. Hemos incluido en esta tabla algunos tipos de carne (y varios cortes) que tal vez quiera probar. Sólo se mencionan los nutrientes que cubren más del 10 por ciento del Valor Diario (*DV* por sus siglas en inglés). Toda la información alimenticia se refiere a porciones de 3 onzas (84 g).

Carne de res

Eye of Round

Calorías	143
Grasa	4 g
Calorías de grasa	26 por ciento
Vitamina B$_{12}$	2 mcg (33 por ciento del DV)
Cinc	4 mg (27 por ciento del DV)
Hierro	2 mg (20 por ciento de la RDA* para hombres y 13 por ciento para mujeres)
Niacina	3 mg (15 por ciento del DV)

Vitamina B$_6$	0.3 mg (15 por ciento del DV)

Top Round

Calorías	153
Grasa	4 g
Calorías de grasa	25 por ciento
Riboflavina	0.2 mg (33 por ciento del DV)
Potasio	376 mg (33 por ciento del DV)
Hierro	3 mg (30 por ciento de la RDA* para hombres y 20 por ciento para mujeres)

tendrá más dificultad para combatir las infecciones, los resfriados (catarros) y otros enemigos de la salud.

Al igual que en el caso del hierro, el cinc se encuentra en otros alimentos aparte de la carne, como los cereales integrales y el germen de trigo. No obstante, le cuesta más trabajo al cuerpo extraer este mineral

Niacina	5 mg (25 por ciento del DV)	Cinc	3 mg (20 por ciento del DV)
Vitamina B$_6$	0.5 mg (25 por ciento del DV)	Riboflavina	0.3 mg (18 por ciento del DV)
Vitamina B$_{12}$	2 mcg (12 por ciento del DV)	Potasio	457 mg (13 por ciento del DV)
Cinc	5 mg (11 por ciento del DV)	Hierro	1 mg (10 por ciento de la RDA* para hombres y 7 por ciento para mujeres)

Filete de cerdo (pork tenderloin)		**Pierna de cordero (lamb foreshank)**	
Calorías	141	Calorías	159
Grasa	4 g	Grasa	5 g
Calorías de grasa	26 por ciento	Calorías de grasa	29 por ciento
Tiamina	0.8 mg (53 por ciento del DV)	Niacina	14 mg (70 por ciento del DV)
Vitamina B$_6$	0.4 mg (20 por ciento del DV)	Cinc	7 mg (47 por ciento del DV)
Niacina	4 mg (20 por ciento del DV)	Vitamina B$_{12}$	2 mcg (33 por ciento del DV)

Asignación Dietética Recomendada

de las fuentes de origen vegetal, explica la Dra. Kleiner; por el contrario, el cinc de la carne se absorbe fácilmente.

Si incluye un poco de carne en su alimentación, le será fácil cubrir el Valor Diario (o *DV* por sus siglas en inglés) de 15 miligramos de cinc. Tres onzas de bistec *top round*, por ejemplo, proporcionan 5 miligramos de cinc, más o menos la tercera parte del DV de este mineral imprescindible para la salud.

La "B" buena para la salud

La carencia de vitamina B$_{12}$ puede resultar en una afección sanguínea rara y a veces mortal llamada anemia perniciosa. Esta enfermedad provoca fatiga, pérdida de la memoria y otros problemas neurológicos. Lo peor es que muchas veces el afectado no se da cuenta de que existe un problema hasta que el mal ya esté bastante avanzado.

La manera más fácil de obtener cantidades suficientes de vitamina B$_{12}$ es mediante el consumo regular de pequeñas porciones de carne o de otros alimentos de origen animal, indica la Dra. Kleiner.

La mayoría de las carnes también proporcionan las otras vitaminas B. Por lo general contienen entre el 10 y el 20 por ciento del DV de las vitaminas del complejo B: riboflavina (esencial para la reconstrucción de los tejidos), vitamina B$_6$ (necesaria para el buen funcionamiento del sistema inmunológico), niacina (imprescindible para la piel, los nervios y la digestión) y tiamina (ayuda al cuerpo a convertir en energía, es decir, la glucosa).

Cómo maximizar sus poderes curativos

Coma de todo un poco. Las investigaciones sobre los beneficios que la carne ofrece para la salud por lo común se concentran en los cortes magros de carne de res. Sin embargo, los expertos sugieren que no nos limitemos sólo a estos. Otros tipos de carne, tales como la de cerdo y la de cordero, también son importantes para una alimentación sana. "De la misma manera en que se debe comer una amplia variedad de granos y verduras, también hay que comer distintos tipos de carne para asegurarse de obtener todos los nutrientes que nos puedan aportar", recomienda la Dra. Kleiner.

Cambie y coma carne de caza. Muchas personas opinan que la caza, tal como el venado, es más sabrosa que las carnes más comunes, como la de res. Además, por lo general contiene menos grasa —menos del 18 por ciento de sus calorías provienen de la grasa—, y proporciona la misma cantidad de vitaminas B y minerales que los otros tipos de carne. A su vez, el 34 por ciento de las calorías de un corte magro de carne de res, tal como un bistec *tip round*, proviene de la grasa.

CHÍCHAROS

Cazadores del cáncer

Los chícharos, también conocidos como guisantes o arvejas, se encuentran en varios platillos latinos como el arroz chaufa de mariscos, el asopao y hasta en la paella. Sin embargo, relativamente, no llegan a ser un ingrediente muy usado en la cocina latina. Pero quizás deberíamos de cambiar y buscar la forma de incorporarlos más, ya que los investigadores han descubierto que contienen un compuesto poderoso que ayuda a impedir que las células sanas desarrollen cáncer. Además, los chícharos contienen ciertas sustancias que pueden disminuir el nivel de colesterol y aliviar los síntomas del resfriado (catarro) común.

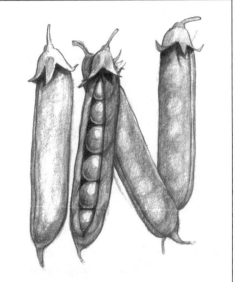

PODERES CURATIVOS

- Previenen el cáncer y las enfermedades cardíacas

- Alivian los síntomas del resfriado (catarro)

Curar con color

Los chícharos combaten el cáncer con un compuesto llamado clorofilina, el pigmento que les da su color verde brillante. La molécula de la clorofilina (emparentada con la clorofila, la sustancia por medio de la cual las plantas convierten la luz del sol en alimento) tiene una forma especial que dentro del cuerpo humano le permite atrapar las sustancias químicas que causan el cáncer. "Cuando se comen chícharos, la clorofilina se adhiere a los carcinógenos y ayuda a impedir que el cuerpo los absorba", explica

Mary Ellen Camire, Ph.D., profesora adjunta de ciencias de la alimentación en la Universidad de Maine en Orono. Los investigadores no han podido precisar con exactitud cuántos chícharos hay que comer para obtener los máximos beneficios posibles de la clorofilina, dice la Dra. Camire. Sin embargo, no hay pierde si los incluye en su menú todas las veces que pueda, al igual que otras verduras de color verde subido. Entre más verde la verdura, más clorofilina contiene.

Ayuda para el corazón

Desde hace mucho tiempo, los médicos saben que una de las mejores maneras de bajar el colesterol es mediante el consumo de la mayor cantidad posible de fibra dietética, la cual reduce la posibilidad de sufrir de enfermedades del corazón así como otras afecciones graves. Los chícharos son una excelente fuente de fibra, ya que cada porción de media taza contiene más de 4 gramos de fibra.

Una vez que entra al intestino, la fibra de los chícharos se une con la bilis, un líquido digestivo producido por el hígado, reteniéndola dentro del excremento. La bilis tiene un contenido muy alto de colesterol. Por lo tanto, cuando se expulsa del cuerpo, los niveles de colesterol en la sangre bajan automáticamente.

Las investigaciones indican que los chícharos también ayudan a reducir los niveles de triglicéridos, grasas sanguíneas que contribuyen a provocar las enfermedades

---

EN LA COCINA

Cuando la Madre Naturaleza diseñó los chícharos, estuvo pensando en nuestra comodidad. Cada vaina trae un hilito que sirve como una especie de cierre (cremallera). Sólo tiene que jalarlo para liberar las esferitas verdes. No tardará más de 7 minutos en juntar 1 taza de chícharos.

Siga estos pasos para pelar los chícharos de manera rápida y fácil.

1. Pellizque y desprenda la punta de la vaina correspondiente a la flor, de manera que quede colgando el hilito.

2. Tome el hilito y jálelo a todo lo largo de la vaina.

3. Abra la vaina con el pulgar y deje caer los chícharos en el tazón (recipiente) o la taza que ya tenga preparada para ello.

cardíacas. Un estudio realizado en Dinamarca, por ejemplo, encontró que al agregar pequeñas cantidades de fibra de chícharo a su alimentación normal, el índice de triglicéridos de las personas estudiadas bajó casi en un 13 por ciento en el curso de dos semanas.

Vainitas vitamínicas

Otro beneficio que aportan los chícharos es que contienen grandes cantidades de vitaminas, las cuales combaten las enfermedades. Por ejemplo, tan sólo media taza de estas sabrosas verduras contiene más de 11 miligramos

CHÍCHAROS CON CEBOLLINO A LA MANTEQUILLA

1	bolsa de 16 onzas (448 g) de chícharos (guisantes, arvejas) congelados
¼	taza de agua
2	cucharaditas de mantequilla sin sal
1	cucharada de cebollino fresco picado en trocitos
2	cucharaditas de estragón fresco picado en trocitos
⅛	cucharadita de sal

1. Ponga los chícharos y el agua en una cacerola mediana. Tape y cocine a fuego mediano durante 3 minutos, hasta que los chícharos estén calientes y adquieran un vivo color verde. Escurra los chícharos en un colador fino. Devuelva a la cacerola. Agregue la mantequilla, el cebollino, el estragón y la sal. Revuelva hasta mezclar bien. Sirva de inmediato.

Para 4 porciones

POR PORCIÓN:	
calorías	**103**
grasa total	**2.3 g**
grasa saturada	**1.3 g**
colesterol	**5 mg**
sodio	**159 mg**
fibra dietética	**6.1 g**

de vitamina C, casi el 19 por ciento del Valor Diario (*DV* por sus siglas en inglés). Es importante consumir una cantidad suficiente de vitamina C, porque se ha demostrado que reduce el peligro de contraer cáncer y enfermedades cardíacas. Además, cuando se tiene un resfriado (catarro), agregar un poco de vitamina C a la alimentación sirve para aliviar los síntomas un poco.

Cómo maximizar sus poderes curativos

Favorezca la frescura. Los chícharos de vaina contienen más vitamina C que los que vienen enlatados, porque estos pierden muchos de sus nutrientes al ser procesados, indica Donald V. Schlimme, Ph.D., profesor de nutrición y ciencias de la alimentación en la Universidad de Maryland en College Park.

Búsquelos en el congelador. En ciertas temporadas del año resulta casi imposible conseguir chícharos frescos, pero siempre los encontrará en el congelador del supermercado. Tal vez no sean tan firmes como los frescos, pero son igualmente saludables. El proceso de congelamiento deja intactos a la mayor parte de los nutrientes, sobre todo la vitamina C.

Olvide las vainas. Los chícharos de vaina comestible (como las del tipo *sugar snap*) contienen grandes cantidades de vitamina C, pero la mayor parte de la fibra, el folato, la niacina, el fósforo, la riboflavina, la tiamina y la vitamina A se concentran en los chícharos mismos. Media taza de chícharos beneficia su salud mucho más que una porción semejante de chícharos en vaina, dice la Dra. Camire.

Cocínelos al vapor. Cuando se trata de calentar chícharos frescos o congelados, la mejor manera de hacerlo es al vapor, no con agua hirviendo, la cual extrae sus nutrientes. La alta temperatura del agua destruye algunos de los nutrientes, sobre todo la vitamina C. Si no tiene vaporera, una buena opción sería calentarlos brevemente en el horno de microondas.

CHILE

Repelente del resfriado

El chile es un ingrediente importante de la cocina mexicana y también aparece en algunas recetas centroamericanas. En algunos países se le llama ají o pimiento picante y hay más de 300 variedades. Entre los más populares se encuentran el jalapeño, el piquín, el guajillo y el habanero, el chile más bravo del mundo. Por razones históricas y culturales, su popularidad no se extendió a toda Latinoamérica. Pensándolo bien, es una lástima, porque aparte de su sabor sin igual, el chile también nos brinda múltiples beneficios curativos.

Según el Dr. Irwin Ziment, profesor de medicina de la Universidad de California en Los Ángeles, el chile picante se ha empleado como remedio natural contra la tos, el resfriado (catarro), la sinusitis y la bronquitis.

También existen ciertas pruebas de que el chile ayuda a bajar el índice del colesterol lipoproteínico de baja densidad (*LDL* por sus siglas en inglés), cuya presencia va de la mano con derrames cerebrales, hipertensión (presión arterial alta) y enfermedades cardíacas.

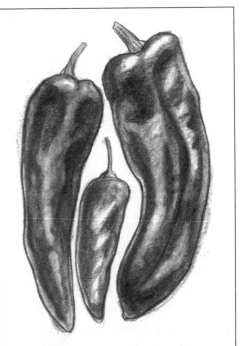

PODERES CURATIVOS

• Despeja los senos de la nariz y alivia la congestión

• Reduce la posibilidad de sufrir de enfermedades del corazón y derrame cerebral

• Previene las úlceras

Además, aunque parece mentira, hay ciertos indicios de que el chile previene las úlceras estomacales.

Dándole candela al resfriado

El poder descongestivo del chile picante, desde el serrano hasta el jalapeño, ha sido alabado desde hace mucho tiempo por los amantes del chile. Según ellos, el picante despeja una nariz tapada en un instante. De hecho, el ardor del chile picante (o de los condimentos basados en él, como la salsa *Tabasco*) llega a ser tan eficaz como los medicamentos comunes contra el resfriado vendidos sin receta, dice el Dr. Ziment.

La eficacia descongestiva del chile picante se debe a la capsaicina, la sustancia química que otorga su intenso sabor al chile. Según el Dr. Ziment, la composición química de la capsaicina se parece a un medica-

EN LA COCINA

Aunque los cocineros mexicanos al seguro ya saben cómo manejar a los chiles, aquí incluimos unas pautas de seguridad para los que nunca los han usado.

Proteja sus manos. Al manejar chiles muy picantes —cualquiera que pique más que un jalapeño—, póngase unos guantes desechables de plástico. (Si sus manos son muy sensibles, tal vez querrá usar guantes hasta con los chiles menos picantes.) Al terminar, enjuague los guantes muy bien con agua jabonosa antes de quitárselos para evitar que el aceite del chile se le pase a los dedos. Y luego lávese las manos de inmediato.

Use mucho jabón. El aceite del chile se adhiere a la piel y no se quita sólo con agua. Tendrá que usar mucho jabón también y quizás lavarse las manos dos veces.

Protéjase contra el polvo. Póngase una mascarilla contra el polvo y unas gafas protectoras para moler o triturar chiles picantes secos para que el polvo no se le meta en los ojos o la garganta.

mento llamado guaifenesina, el cual se encuentra en muchos remedios contra el resfriado vendidos tanto sin receta como con ella, entre ellos el popular remedio *Robitussin.*

El efecto del chile desde luego es más directo que el de una cucharada de medicina. Cuando el picante toca la lengua, todo un batallón de mensajes nerviosos atacan al cerebro. Éste a su vez estimula las glándulas productoras de secreciones a lo largo de las vías respiratorias, por lo cual los ojos y la nariz se inundan de líquidos, explica el Dr. Ziment, además de que se aflojan las mucosidades en los pulmones. Por lo tanto, el chile es un descongestivo y expectorante natural.

No hace falta consumir mucho chile para cosechar sus beneficios curativos. Tan sólo 10 gotas de salsa de chile picante en un plato de caldo de pollo pueden ser muy eficaces. Así lo indica Paul Bosland, Ph.D., profesor del departamento de horticultura en la Universidad Estatal de Nuevo México en Las Cruces y fundador del Instituto del Chile en esta universidad. "La mayoría de los que vivimos en Nuevo México lo hacemos así cuando nos enfermamos", dice el experto. "Todos nos sentimos mejor después de comer un poco de chile."

Para tratar el resfriado (catarro), el Dr. Ziment recomienda hacer gárgaras con agua tibia y 10 gotas de salsa *Tabasco.* "Este remedio puede ser muy eficaz, sobre todo si desea despejar los senos de su nariz", señala.

Ayuda para el corazón y el estómago

Además de despejar las vías respiratorias, es posible que los chiles también reduzcan la concentración de colesterol en la sangre. Al menos así lo afirma Earl Mindell, R.Ph., Ph.D., farmacéutico y profesor de nutrición en la Universidad Occidental del Pacífico en Los Ángeles. "Una alimentación con alto contenido de capsaicina y baja en grasa saturada ayudó a reducir el colesterol LDL 'malo' en animales de laboratorio", indica el Dr. Mindell.

El chile al parecer también sirve para hacer que la sangre sea menos espesa. Algunos investigadores del Instituto Max Planck en Alemania descubrieron que el chile aumenta el tiempo necesario para que se coagule la sangre, impidiendo de esta manera la formación de coágulos. Es posible que esto ayude a prevenir la formación de los coágulos de la sangre que provocan ataques cardíacos y derrames cerebrales, opina el Dr. Mindell.

Desde hace muchos años, los médicos han sugerido a las personas

CÓMO CALMAR CON LOS CHILES

Otro uso para los chiles es como analgésico. Resulta que contienen una sustancia llamada capsaicina, la cual se usa en cremas para el dolor de neuralgia o artritis. Las cremas funcionan porque extraen una sustancia llamada "sustancia P" de las células y los receptores nerviosos. La sustancia P es la que transmita sensaciones de dolor al cerebro. Al extraer esta sustancia, las cremas alivian el dolor. Ahora bien, sólo funciona con el dolor que origina en los nervios. No calma los dolores musculares. Estas cremas de capsaicina se venden sin receta. Según el Dr. Rup Tandan, neurólogo de la Universidad de Vermont en Burlington, es recomendable consultar con su médico antes de usarlas. Una vez que cuente con su visto bueno, siga las siguientes indicaciones del Dr. Tandan:

- Haga la prueba primero con una concentración más leve. La marca *Zostrix* tiene una concentración del 0.025 por ciento. *Zostrix* HP, por su parte, es tres veces más fuerte, con una concentración del 0.075 por ciento.

- Aplique la crema con un guante o un dedal de goma (hule). "Si no lo hace y luego, sin darse cuenta, se mete el dedo al ojo, puede tener muchos problemas", advierte el Dr. Tandan.

- Use una cantidad muy pequeña de crema. "Si la crema se alcanza a ver sobre su piel, se puso demasiada", indica el Dr. Tandan.

- Espere por lo menos dos horas después de darse un baño o una ducha con agua caliente antes de aplicar la crema. "El calor intensifica los efectos de la crema y puede llegar a incrementar el dolor más todavía", explica el Dr. Tandan.

- Tenga paciencia. "Es posible que la piel le arda durante varios días en lo que se acostumbra a la crema", dice el Dr. Tandan. Sin embargo, el dolor disminuirá pronto. En la mayoría de los casos, la crema empezará a funcionar al cabo de unas dos semanas.

propensas a las úlceras estomacales que eviten los alimentos picantes. Las investigaciones recientes indican todo lo contrario: es posible que el chile en realidad impida la formación de úlceras.

Al parecer, la capsaicina estimula la producción de jugos digestivos, lo cual protege el revestimiento del estómago contra los ácidos y el alcohol que causan las úlceras. Un grupo de investigadores del Hospital de la Universidad Nacional en Singapur descubrió que las personas que consumían las mayores cantidades de chile en polvo sufrían el menor número de úlceras. Esta revelación los llevó a especular que el chile, es decir, la capsaicina, sirve como agente protector del estómago.

Cómo conservarse con chile

Es posible que entre más chile incluya en su alimentación, con mayor fuerza podrá combatir el proceso del envejecimiento. El chile contiene una gran cantidad de dos antioxidantes, vitamina C y betacaroteno (convertido por el cuerpo en vitamina A).

Estos antioxidantes ayudan a proteger al cuerpo mediante la "neutralización" de los radicales libres, unas moléculas dañinas de oxígeno que se acumulan en el cuerpo de manera natural para luego atacar las células sanas. Al aumentar el consumo de vitaminas antioxidantes, opinan los investigadores, es posible prevenir el daño que puede conducir al cáncer, las enfermedades cardíacas y el derrame cerebral, así como a la artritis o la debilidad del sistema inmunológico.

Cómo maximizar sus poderes curativos

Disfrútelo en crudo. Aunque el chile crudo es demasiado picante para algunas personas, representa la mejor manera de obtener la mayor cantidad posible de vitamina C. Según el Dr. Bosland, el proceso de cocción destruye los depósitos de este nutriente. Por otra parte, el calor no afecta la capsaicina. Si sólo le interesa la capsaicina —para ayudar a aliviar una congestión de las vías respiratorias, por ejemplo—, puede preparar los chiles como más le gusten.

Valore las venas. En el interior del chile, una delgada membrana conocida como "vena" conecta las semillas con la carne. De acuerdo con los expertos, esta vena contiene la mayor parte de la capsaicina del chile.

Cuide el polvo. El betacaroteno del chile en polvo con el tiempo desaparecerá si el polvo se guarda a temperatura ambiente. "Póngalo en un lugar oscuro y fresco, como el congelador", sugiere el Dr. Bosland.

SALSA PICANTE

2   tomates medianos, picados en trozos grandes

2   chiles jalapeños pequeños, partidos a la mitad a lo largo y picados en rodajas muy finas (use guantes de plástico al tocarlos)

¼   taza de cebolla morada picada en trocitos

2   cucharadas de cilantro fresco picado en trocitos

2   cucharadas de jugo de limón verde (lima) recién exprimido

⅛   cucharadita de sal

1. Ponga el tomate, el chile, la cebolla, el cilantro, el jugo de limón verde y la sal en un tazón (recipiente) pequeño.

2. Mezcle bien. Deje reposar la salsa durante por lo menos 30 minutos hasta que se sazone muy bien.

3. Sirva con hojuelas de maíz o totopos sin grasa o como un condimento para acompañar papas al horno o carne asada de ave, res, cerdo o cualquier otro tipo.

Para 1⅓ tazas

SUGERENCIA DEL CHEF: *La salsa se conserva durante varios días en el refrigerador en un recipiente con tapa.*

POR ⅓ TAZA

calorías	**29**
grasa total	**0.2 g**
grasa saturada	**0 g**
colesterol	**0 mg**
sodio	**74 mg**
fibra dietética	**0.8 g**

FITONUTRIENTES

Compuestos que curan

¿Fito qué? Al seguro se está rascando la cabeza al llegar a este capítulo. ¿Qué lugar tienen los fitonutrientes en un libro sobre curas de la cocina latina? Que usted sepa, su mamá nunca le preparó "puré de fitonutrientes" o "fitonutrientes con arroz". ¿O sí? Parece mentira, pero como ya verá, probablemente usted haya disfrutado de fitonutrientes en grande en la cocina de mamá sin que ni usted ni ella se dieran cuenta.

Resulta que los fitonutrientes son nutrientes que se encuentran en muchísimos alimentos comunes de la cocina latina, tales como el ajo, la cebolla, el melón, los tomates (jitomates), los garbanzos y los frijoles (habichuelas) colorados. Pero más allá de ser una parte microscópica de nuestros platillos, investigaciones nuevas están revelando que estos compuestos pueden ser claves para prevenir todo tipo de enfermedad. Veamos ahora los fitonutrientes principales y cómo nos mantienen saludables.

Sulfuros alílicos

Al cortar una cebolla fresca o pelar un diente de ajo, lo que le sale al encuentro son los sulfuros alílicos, que figuran entre los fitonutrientes más poderosos de la naturaleza. Aparte de tener la capacidad de llenarle los ojos de lágrimas, es posible que también tengan el poder de prevenir las enfermedades cardíacas y el cáncer.

Los sulfuros alílicos forman una clase de fitonutrientes que estimulan las enzimas encargadas de eliminar las toxinas. De acuerdo con Michael J. Wargovich, Ph.D., un investigador de los sulfuros y profesor de medicina en la Universidad de Tejas en Houston, estos compuestos resultan particularmente eficaces en la lucha contra los tipos de cáncer que afectan el tracto gastrointestinal.

Un estudio realizado con más de 120,000 hombres y mujeres en los Países Bajos, por ejemplo, se fijó en la cantidad de cebolla que comían y comparó esto con el índice de cáncer de estómago entre los holandeses. Los investigadores descubrieron que el riesgo de sufrir del cáncer de estómago disminuía entre más cebolla se servía.

Otra investigación demostró que el ajo, un miembro de la familia de la cebolla, también promete acabar con los tumores. Los científicos dieron grandes cantidades de ajo diariamente a un grupo de ratones durante dos semanas; otro grupo de roedores no recibió nada de ajo. Cuando todos los animales fueron expuestos a ciertas sustancias químicas causantes del cáncer, el grupo que consumió ajo desarrolló un 76 por ciento menos de tumores que los ratones que habían recibido su alimentación normal.

Carotenoides

Estos fitonutrientes contienen unos 600 pigmentos rojos y amarillos, entre ellos el betacaroteno, el cual le da su tono de rojo subido al tomate y su vivo color anaranjado a la zanahoria y el cantaloup (melón chino). Los carotenoides también están presentes en las verduras de hojas verde oscuras tales como las espinacas, aunque no se vea en estas plantas, ya que la clorofila verde domina los pigmentos más claros del caroteno.

Los carotenoides son unos poderosos antioxidantes, lo cual los convierte en grandes luchadores contra las enfermedades del corazón y el cáncer. "El consumo de grandes cantidades de alimentos con mucho betacaroteno se ha asociado de manera clara con bajos índices de enfermedades cardíacas y cáncer", dice Dexter L. Morris, Ph.D., investigador de los carotenoides y profesor adjunto en la Universidad de Carolina del Norte en Chapel Hill.

Las investigaciones muestran resultados prometedores en el caso de varios carotenoides, en particular el licopeno (que se encuentra en el tomate), la luteína (que se encuentra en verduras tales como las espinacas y la col rizada) y la zeaxantina (que se encuentra en verduras de hojas verdes).

Un estudio llevado a cabo en el norte de Italia descubrió que las personas que comían siete o más porciones de tomates crudos a la semana tenían un 60 por ciento menos probabilidades de sufrir del cáncer de colon, de recto o de estómago que quienes sólo comían dos porciones o menos. Además, el licopeno, el ingrediente activo del tomate, resiste el calor y los procesos industriales. Por lo tanto, parece probable que incluso la *catsup (ketchup)* y la salsa de tomate otorguen beneficios semejantes.

Por último, un estudio hecho con verduras de hojas verde oscuras, particularmente con las espinacas, realmente se encargó de abrirles los ojos a unos investigadores de Harvard. Descubrieron que las personas que comían la mayor cantidad de luteína y zeaxantina, dos carotenoides que se encuentran en estas verduras, tenían un 43 por ciento menos riesgo de sufrir de la degeneración macular que quienes consumían la menor cantidad de estos fitonutrientes. La degeneración macular es la causa principal de la pérdida irreversible de la vista en las personas mayores de los 50 años de edad.

Flavonoides

La "paradoja francesa" es un curioso hecho médico que definitivamente parece injusto. Al contrario de lo que sucede en los Estados Unidos, a los franceses les encanta la manteca y sin pensarlo dos veces comen muchos alimentos prohibidos por los nutriólogos. Y a pesar de ello, ¡su índice de mortalidad por enfermedades del corazón es 2½ veces menor que el de los Estados Unidos!

Los investigadores opinan que la causa oculta tal vez pueda encontrarse en los flavonoides, otro grupo de fitonutrientes. Al igual que los carotenoides, los flavonoides tiñen los alimentos de colores, específicamente de diversos tonos de rojo, amarillo y azul. (A veces la clorofila de las plantas hace invisible estos colores, por lo cual no se notan, como también puede suceder en el caso de los carotenoides.)

Las mayores cantidades de flavonoides se encuentran en la manzana, la cebolla, el apio, el arándano agrio (*cranberry*), la uva, el brócoli, la endibia (lechuga escarola), el té verde y el negro y el vino tinto. Estos alimentos y bebidas, en especial el vino tinto, se consumen mucho en Francia. Se trata de poderosos antioxidantes y de grandes defensores, por lo tanto, contra las enfermedades cardíacas y el cáncer.

La capacidad antioxidante de los flavonoides no es lo único que literalmente los hace llegar a los corazones de los franceses. También cubren los millones de diminutas partículas llamadas plaquetas en la sangre. Evitan que las plaquetas se unan dentro del torrente sanguíneo para formar coágulos, y así ayudan a prevenir los ataques cardíacos.

Un estudio realizado por científicos holandeses examinó los patrones de alimentación de 805 hombres entre los 65 y los 84 años de edad. Observaron que los que obtenían la menor cantidad de flavonoides a través de su alimentación tenían un 32 por ciento más probabilidad de morir de ataques cardíacos que quienes comían la mayor cantidad de flavonoides.

No hacía falta atascarse de flavonoides para cosechar estos beneficios. El grupo de alto consumo de flavonoides consumía el equivalente de cuatro tazas de té, ½ taza de manzana y ⅛ taza de cebolla al día.

Indoles

El brócoli, el repollo (col, *cabbage*) y otras verduras crucíferas tienen un sabor amargo que no les gusta a los insectos. El fitonutriente que se encarga

(continúa en la página 50)

FITONUTRIENTES Y SUS FUENTES

Para su conveniencia, hemos reunido en este recuadro los fitonutrientes más potentes y los alimentos que contienen la mayor cantidad de cada uno.

Fitonutriente	Dónde se encuentran
Sulfuros alílicos	Ajo y cebolla
Carotenoides	Brócoli, cantaloup (melón chino), zanahoria, verduras de hojas verde oscuras y tomates (jitomates)
Flavonoides	Manzana, brócoli, frutas cítricas, arándano agrio, endibia (lechuga escarola), jugo de uva, col rizada, cebolla y vino tinto
Indoles e isotiocianatos	Brócoli, repollo (col, *cabbage*), coliflor y hojas de mostaza
Isoflavonas	Garbanzo, frijoles (habichuelas) colorados, lentejas y frijoles de soya
Lignanos	Semilla de lino
Monoterpenos	Cerezas y frutas cítricas
Compuestos fenólicos	Casi todos los cereales, frutas, tés verdes y negros y verduras
Saponinas	Espárrago, garbanzo, nueces, avena, papa, frijol de soya, espinacas y tomate

También indicamos las mejores formas de prepararlos para que pueda aprovechar al máximo los poderes curativos de cada cual.

Poderes curativos

Aumentan el colesterol lipoproteínico de alta densidad, o sea, el "bueno"; reducen los índices de triglicéridos; previenen las enfermedades cardíacas

Antioxidantes; previenen las enfermedades cardíacas y ciertos tipos de cáncer

Antioxidantes; impiden la formación de coágulos en la sangre y las enfermedades cardíacas

Estimulan las enzimas que previenen el cáncer; reducen los índices de los estrógenos perjudiciales

Reducen los índices de estrógenos perjudiciales; previenen ciertos tipos de cáncer

Antioxidantes; reducen los índices de estrógenos perjudiciales; tal vez prevengan ciertos tipos de cáncer

Previenen el cáncer al bloquear ciertos compuestos que causan esta enfermedad

Antioxidantes; activan las enzimas que combaten el cáncer

Se enlazan con el colesterol y lo expulsan del cuerpo; estimulan el sistema inmunológico; previenen las enfermedades cardíacas y ciertos tipos de cáncer

Cómo se preparan

Pique o machaque para liberar estos fitonutrientes.

Coma con carne o con alimentos que contienen aceite. El cuerpo absorbe los carotenoides mejor si estos se acompañan con un poco de grasa.

Para obtener la mayor cantidad de flavonoides, coma la pulpa de los cítricos y déjeles su cáscara a las manzanas.

Cocine ligeramente en el microondas o al vapor para conservar los fitonutrientes.

Las isoflavonas resisten los procesos industriales de elaboración, así que puede comprar frijoles de lata si necesita ahorrar un poco de tiempo.

Para maximizar sus poderes curativos, se recomienden de 1 a 2 cucharadas colmadas (copeteadas) de semilla de lino.

Aunque la mayor parte de los monoterpenos se encuentran en las cáscaras de los cítricos, también se obtienen algunos en los jugos de estas frutas.

Estos fitonutrientes muy comunes son bastante resistentes. Simplemente coma frutas y muchas verduras frescas.

Las fuentes más ricas son el frijol de soya y el garbanzo.

de proteger tan ingeniosamente a estas plantas se llama indol-3-carbinol (*I3C* por sus siglas en inglés). En el cuerpo humano, a su vez, esta sustancia interviene en la regulación de las hormonas como el estrógeno, lo cual posiblemente sirva para prevenir el cáncer de mama.

Aunque muchas veces se habla del estrógeno como si fuera una sola hormona, en realidad hay muchos tipos. Algunos son benignos y otros dañinos. Los estrógenos dañinos están vinculados con el cáncer de mama y el de los ovarios. Según Leon Bradlow, Ph.D., director de endocrinología bioquímica en el Laboratorio Strang para la Investigación del Cáncer en la ciudad de Nueva York, se ha demostrado que el I3C reduce de manera espectacular el nivel de los estrógenos dañinos, mientras que al mismo tiempo hace que aumente la cantidad de los tipos más benignos de la hormona. Él y sus colegas descubrieron que las mujeres, al tomar 400 miligramos de este compuesto al día —la cantidad que se encuentra más o menos en medio repollo (col)—, aumentaron de manera espectacular sus niveles del estrógeno inofensivo.

"También es posible que el I3C funcione contra el cáncer de cuello del útero (cérvix)", dice el Dr. Bradlow, quien espera el día en que las mujeres puedan tomar un suplemento de I3C para ayudarles a prevenir el cáncer de mama y otros tipos de cáncer relacionados con las hormonas.

Isoflavonas

Las mujeres asiáticas tienen un índice de cáncer de mama entre cinco y ocho veces menor que el de las mujeres estadounidenses. En opinión de los expertos, es posible que una de las causas se encuentre en la soya que forma parte de su alimentación tradicional.

Los frijoles de soya y los alimentos preparados con ellos, como el tofu y el *tempeh*, además de los frijoles (habichuelas) colorados, los garbanzos y las lentejas, contienen unos compuestos conocidos como isoflavonas, particularmente genisteína y daidzeína. Al igual que el indol, es posible que estos compuestos sirvan para regular los estrógenos en el cuerpo y así ayuden a reducir el riesgo de sufrir de los tipos de cáncer causados por esta hormona.

En el Japón se llevó a cabo un estudio con casi 143,000 mujeres a lo largo de 17 años, el cual marcó un hito en las investigaciones sobre los fitonutrientes. Los responsables descubrieron que las mujeres que comían la mayor cantidad de *miso* (un consomé basado en frijol de soya) tenían el menor índice de cáncer de mama.

Isotiocianatos

Los isotiocianatos, a veces conocidos como aceites de mostaza, protegen las verduras crucíferas con un sabor amargo que repele a los insectos que se les acercan. Al igual que los indoles, existe la posibilidad de que los isotiocianatos ayuden a prevenir el cáncer. Estos compuestos se encuentran en el brócoli, las coles (repollitos) de Bruselas y el repollo.

Hasta ahora, el sulforafano, un compuesto que existe en abundancia en el brócoli, se ha destacado en las pruebas de laboratorio como el isotiocianato más poderoso en lo que se refiere a su capacidad para prevenir el crecimiento de las células cancerosas. En un estudio, algunos investigadores de la Universidad Johns Hopkins en Baltimore expusieron a los animales de laboratorio a un poderoso agente causante del cáncer. Del grupo de animales que había recibido grandes dosis de sulforafano, sólo el 26 por ciento tuvo tumores de mama, mientras que el 68 por ciento del grupo que no había recibido el compuesto desarrolló tumores.

Según Stephen Hecht, Ph.D., profesor de prevención del cáncer en el Centro de Cáncer de la Universidad de Minnesota en Minneapolis, es posible que los isotiocianatos sean particularmente eficaces cuando se trata de contrarrestar los efectos dañinos del humo del cigarrillo.

En un estudio de laboratorio, un compuesto llamado isocianato de fenetilo, el cual se encuentra en los berros, se mostró capaz de reducir en un 50 por ciento el índice de cáncer de pulmón en las ratas expuestas a los carcinógenos presentes en el humo del tabaco. Las pruebas hechas con seres humanos han dado resultados semejantes, dice el Dr. Hecht.

Lignanos

Al igual que las isoflavonas, los lignanos son estrógenos de las plantas que ayudan a controlar el nivel de los estrógenos humanos. Los lignanos se encuentran en la semilla de lino (*flaxseed*) y un estudio de laboratorio ha demostrado que ayudan a prevenir el cáncer de mama. De hecho, cierta investigación descubrió que la semilla de lino era capaz de reducir el crecimiento de los tumores en las ratas en más del 50 por ciento.

Además, otros estudios indican que los lignanos de la semilla de lino ayudan a bajar el colesterol. En uno de estos experimentos, el nivel del peligroso colesterol lipoproteínico de baja densidad (*LDL* por sus siglas en inglés) bajó en un 8 por ciento en las personas que comieron dos *muffins* de semilla de lino al día.

Estos resultados no son definitivos, pero las investigaciones sugieren que de 1 a 2 cucharadas colmadas (copeteadas) de semilla de lino molida al día —espolvoreada sobre algún cereal o incorporada a la masa del pan— tal vez sea suficiente para proteger al cuerpo. La semilla de lino se puede conseguir en la mayoría de las tiendas de productos naturales.

Monoterpenos

Si alguna vez le ha tocado pulir un mueble, es probable que ya conozca ese olorcito a limón del limoneno, un fitonutriente que según los científicos puede convertirse en otra arma importante de la lucha contra el cáncer.

El limoneno, ingerido en grandes dosis, ha servido para reducir en tamaño a los tumores de mama en los animales de laboratorio. Este aromático fitonutriente, el cual se encuentra principalmente en la cáscara de la naranja y los aceites cítricos, también impide el desarrollo de tumores cuando el tejido de la mama se expone a altas dosis de sustancias químicas causantes del cáncer. En algunos estudios de laboratorio, se ha demostrado que el limoneno reduce la producción de tumores en un 55 por ciento.

Compuestos fenólicos

Casi todas las frutas, las verduras, los cereales y los tés verdes y negros contienen grandes cantidades de fitonutrientes llamados compuestos fenólicos o polifenoles. Estos compuestos luchan contra el cáncer de varias maneras. Estimulan la presencia de enzimas protectoras, suprimen las perjudiciales y también funcionan como antioxidantes muy poderosos.

Algunos polifenoles particularmente activos son el ácido elágico de la fresa, los polifenoles del té verde y la curcumina, el colorante amarillo de la especia llamada cúrcuma (azafrán de las Indias), dice Gary Stoner, director del programa de prevención de cáncer en la Universidad de Ohio en Columbus.

Un estudio realizado por investigadores de la Universidad de Scranton en Pensilvania encontró que, de 39 antioxidantes encontrados en alimentos, los polifenoles del té demostraron tener la mayor capacidad para controlar los radicales libres.

Saponinas

Es posible que los fitonutrientes más comunes sean las saponinas. Estas moléculas aparecen en diversas verduras, hierbas y legumbres, tales como los frijoles (habichuelas), las espinacas, el tomate (jitomate), la papa, diferentes tipos de nueces y la avena. Tan sólo el frijol de soya contiene 12 saponinas distintas.

Según A. Venket Rao, Ph.D., profesor de nutrición de la Universidad de Toronto, los estudios demuestran que las personas cuya alimentación es rica en saponinas tienen un menor índice de cáncer de mama, de próstata y de colon.

Las saponinas se distinguen de otros fitonutrientes que también combaten el cáncer por disponer de un arsenal único para esta lucha. De acuerdo con el Dr. Rao, una de las formas en que ayudan a prevenir el mal es enlazándose con los ácidos de la bilis —que con el tiempo pueden convertirse en compuestos causantes del cáncer—, los cuales se eliminan del cuerpo. También estimulan el sistema inmunológico, lo cual aumenta la capacidad de éste para detectar y destruir las células precancerosas antes de que se transformen en un cáncer de verdad.

Quizás lo más importante sea que las saponinas poseen el talento especial de atacar el colesterol que se encuentra en las membranas de las células del cáncer. "Las células del cáncer tienen mucho colesterol en sus membranas", explica el Dr. Rao, "y las saponinas seleccionan estas células para enlazarse con ellas y destruirlas".

Resulta lógico que esta capacidad para enlazarse con el colesterol también ayude a bajar el nivel total de esta sustancia en el cuerpo. Ciertas saponinas se enlazan con el colesterol en el intestino y así evitan que el cuerpo absorba el colesterol. De acuerdo con el Dr. Rao, es posible que este efecto sirva para disminuir el riesgo de sufrir de enfermedades cardíacas.

FRIJOLES

Pequeños pero potentes

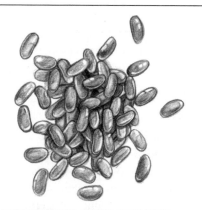

PODERES CURATIVOS

• Bajan el colesterol

• Estabilizan la concentración de azúcar en la sangre

• Reducen el riesgo de sufrir cáncer de mama y de la próstata

• Ayudan a prevenir las enfermedades cardíacas

No importa el nombre que les pongamos, los frijoles, también conocidos en Latinoamérica como habichuelas, judías, porotos, alverjas, fríjoles o alubias, son un alimento de rigor en nuestros menús. Sean refritos, en sopas, combinados con arroz o en las ensaladas, los apreciamos tanto por su sabor como por ser minas de nutrición. Y además, nuevas investigaciones están indicando su poder para cuidarnos contra ciertas enfermedades serias.

"Los frijoles en realidad son pequeñas fábricas químicas que contienen una gran cantidad de sustancias biológicamente activas, y hay bastantes pruebas de que su consumo puede proteger contra el cáncer", dice Leonard A. Cohen, Ph.D., encargado del programa experimental de cáncer de mama en la Fundación Estadounidense para la Salud en Valhalla, Nueva York.

Combatientes contra el colesterol

Los frijoles no son el único alimento que ayuda a reducir el colesterol, pero definitivamente se trata de uno de los mejores. Están llenos de fibra soluble, el mismo material pegajoso que se encuentra en las manzanas, la cebada y el salvado de avena. Cuando la fibra soluble entra al tracto digestivo, lo que hace es retener la bilis y el colesterol que ésta contiene, sacándolo antes de que sea absorbido por el cuerpo.

"Comer una taza de frijoles cocidos al día puede reducir el índice total del colesterol en un 10 por ciento en seis semanas", dice Patti Bazel Geil, R.D., instructora en nutrición para diabéticos de la Universidad de Kentucky en Lexington. Tal vez una reducción del 10 por ciento no suene como mucho, pero hay que tener en cuenta que por cada 1 por ciento que se reduce el índice total de colesterol, el riesgo de enfermarse del corazón disminuye en un 2 por ciento.

Los frijoles bajan el índice de colesterol prácticamente de cualquiera, pero funcionan mejor entre más alto sea el nivel inicial de aquél. En un estudio realizado por la Universidad de Kentucky se les dieron de comer más o menos ¾ taza diaria de frijoles pintos y blancos pequeños a 20 hombres con un alto índice de colesterol (más de 260 miligramos por decilitro de sangre).

El índice total de colesterol de estos hombres bajó en promedio en un 19 por ciento en tres semanas, lo cual redujo su riesgo de sufrir un ataque cardíaco casi en un 40 por ciento. Y la mejor noticia fue que el peligroso colesterol lipoproteínico de baja densidad (o *LDL* por sus siglas en inglés) que tapa las arterias, disminuyó en un impresionante 24 por ciento.

EN LA COCINA

Aunque a mucha gente le encanta los frijoles (habichuelas), no lo come tan a menudo que digamos por las largas horas de preparación. Pero ya no tiene que ser así. Según Patti Bazel Geil, R.D., una educadora sobre la nutrición diabética en la Universidad de Kentucky, hay un método muy sencillo de preparar frijoles que le ahorrará horas.

1. Lave los frijoles en un colador, póngalos en una olla grande, y cúbralos con 2 pulgadas (5 cm) de agua. Haga que rompan a hervir, entonces baje el fuego hasta mediano y hiérvalos por 10 minutos.

2. Escurra los frijoles y cúbralos con otras 2 pulgadas de agua fresca. (Según explica Geil, "botar el agua en que se cocinan los frijoles elimina la mayoría de sus azúcares productoras de gases".)

3. Remójelos por 30 minutos. Entonces lávelos, escúrralos y cúbralos con agua fresca otra vez. Cocínelos a fuego lento por dos horas o hasta que estén tiernos.

Control del azúcar en la sangre

Para controlar la diabetes, lo principal es que se estabilice la concentración de azúcar en la sangre. "Muchas personas no se dan cuenta de cuánto los frijoles benefician a los diabéticos", dice Geil. De hecho, se ha demostrado que entre ½ y ¾ de taza de frijoles al día controla el azúcar en la sangre de manera significativa.

Los frijoles son ricos en carbohidratos complejos. A diferencia de los alimentos que contienen azúcar, los cuales liberan su azúcar (glucosa) al torrente sanguíneo de un solo golpe, los carbohidratos complejos se digieren más lentamente. Por lo tanto, la glucosa entra a la sangre poco a poco, lo cual ayuda a mantener estable la concentración de azúcar en la sangre, según nos explica Geil.

Además, los frijoles tienen un alto contenido de fibra soluble. Diversos estudios han demostrado que cuando se come mucha fibra soluble, el cuerpo produce más receptores de insulina, unos "puertos" pequeñitos a los que las moléculas de insulina pueden llegar a echar el ancla. De esta manera, es mayor la cantidad de insulina que penetra en las células individuales, donde hace falta, y menos la que se queda en el torrente sanguíneo, donde puede llegar a causar problemas.

Como parte de una investigación inglesa, un grupo de personas tuvo que comer más o menos 1¾ onzas (49 g) de diversos frijoles y otras legumbres, entre ellas habas blancas (*lima beans*), frijoles colorados, frijoles de caritas, garbanzos y lentejas. Al otro grupo se le dio otros alimentos ricos en carbohidratos, como pan, pasta, cereales preparados y granos. Después de 30 minutos, la concentración de azúcar en la sangre de los que habían comido frijoles o legumbres estaba a casi la mitad de la de las personas que comieron otros alimentos con un alto contenido de carbohidratos.

Repelentes de insectos (y de cáncer)

Los frijoles contienen ciertos compuestos —entre ellos lignanos, isoflavonas, saponinas, ácido fítico e inhibidores de proteasa— que según el Dr. Cohen, son "repelentes naturales contra insectos. Les sirven a las plantas (de frijoles) para protegerse contra los insectos y otros depredadores". Lo interesante es que algunos estudios indican que estos compuestos no sólo espantan insectos sin también algo mucho más peligroso: el cáncer. Según el Dr. Cohen, estos compuestos al parecer evitan que las células normales se vuelvan cancerosas e inhiben el crecimiento de las células cancerosas.

Otro tipo de frijoles, los de soya, tienen sus propias capacidades anti-cánceres que el resto de los frijoles no tiene. Resulta que los frijoles de soya son ricos en genisteína y daidzeína, dos compuestos que en opinión de algunos expertos posiblemente contribuyan a la prevención del cáncer. Conocidos como fitoestrógenos, se trata de versiones más débiles de los estrógenos que producimos de manera natural. Los investigadores opinan que estos compuestos tal vez ayuden a reducir el riesgo de cáncer de mama y de próstata al impedir la actividad de la testosterona y del estrógeno, las hormonas sexuales masculina y femenina que con el tiempo pueden fomentar el crecimiento de tumores cancerosos.

Los expertos saben que el peligro de que las mujeres latinas sufran cáncer de mama se ubica más o menos a la mitad del riesgo corrido por las mujeres blancas norteamericanas en este sentido. Diversos estudios indican que esto tal vez sea obra de nuestros amigos los frijoles, explica el Dr. Cohen.

El Dr. Cohen y algunos colegas estudiaron en una ocasión la alimentación de 214 mujeres blancas norteamericanas, afroamericanas y latinas. Encontraron que las latinas comían más frijoles que las demás: 7.4 porciones por semana, en comparación con las 4.6 porciones a la semana de las mujeres afroamericanas y las menos de 3 porciones en el caso de las mujeres blancas norteamericanas.

"Los frijoles eran una fuente importante de fibra para las mujeres latinas", dice el Dr. Cohen. De hecho, los investigadores observaron que casi el 25 por ciento de la fibra dietética consumida por las mujeres latinas provenía de los frijoles, o sea, el doble del promedio nacional.

La "carne" de la persona saludable

Antiguamente, los frijoles se apodaban "la carne del pobre". Sin embargo, sería más preciso llamarlos "la carne de la persona saludable". Al igual que la carne roja, los frijoles están retacados de proteínas. La diferencia está en que contienen poca grasa, particularmente de la peligrosa grasa saturada que puede tapar las arterias.

Una taza de frijoles negros contiene menos de 1 gramo de grasa, por ejemplo, y menos del 1 por ciento de esta cantidad corresponde a grasa saturada. Tres onzas (84 g) de carne molida magra asada, por el contrario,

ENSALADA DE FRIJOLES NEGROS

2 latas de 15 onzas (420 g) cada una de frijoles negros, lavados y escurridos

1 pimiento (ají, pimiento morrón) rojo (*sweet red pepper*) pequeño, picado en cubitos finos

4 cebollines, picados en rodajas finas

2 cucharadas de cilantro fresco picado

2 cucharadas de vinagre de vino blanco

1 cucharada de aceite de oliva extra virgen

1. Ponga los frijoles, el pimiento rojo, el cebollín, el cilantro, el vinagre y el aceite en un tazón (recipiente) grande de vidrio y mezcle bien. Deje reposar durante 15 minutos para que se mezclen todos los sabores.

Para 4 porciones como plato principal

SUGERENCIA DEL *CHEF*: *Esta ensalada puede prepararse con un día de anticipación (como máximo). Tape y guarde en el refrigerador. Antes de servirla, sáquela del refrigerador y deje que se le quite lo frío. Sirva a temperatura ambiente*

POR PORCIÓN:	
calorías	**207**
grasa total	**4.1 g**
grasa saturada	**0.6 g**
colesterol	**0 mg**
sodio	**179 mg**
fibra dietética	**11.7 g**

contienen 15 gramos de grasa; de estos, el 22 por ciento es grasa saturada.

Por si fuera poco, los frijoles también son una magnífica fuente de vitaminas y minerales esenciales. Media taza de frijoles negros contiene 128 microgramos —el 32 por ciento del Valor Diario (*DV* por sus siglas en inglés)— de folato, una vitamina B que posiblemente baje el riesgo de sufrir enfermedades cardíacas y tal vez combata, además, los defectos de nacimiento. La misma media taza contiene 2 miligramos de hierro (el 11 por ciento del DV) y 305 miligramos de potasio, que constituye el 9 por ciento del DV. El potasio es un mineral que, según se ha demostrado, ayuda de manera natural a controlar la presión arterial.

Cómo maximizar sus poderes curativos

Fíjese en la fibra. Prácticamente todos los frijoles (habichuelas) crudos son buenas fuentes de fibra, pero algunos se destacan entre el montón. Los frijoles negros, por ejemplo, contienen 6 gramos de fibra por cada porción de media taza. Los garbanzos, los frijoles colorados y las habas blancas (*lima beans*) proporcionan más o menos 7 gramos de fibra. Sin embargo, los que ganan este concurso de salud son los frijoles de caritas, con aproximadamente 8 gramos de fibra.

Disfrútelos de lata. ¿No tiene tiempo para remojar y cocer los frijoles? No se preocupe, porque no tendrá que renunciar a sus beneficios. Los frijoles de lata son tan saludables como los que se compran crudos, dice Geil. Lo único malo es que contienen más sodio, por lo que los tendrá que escurrir y enjuagar muy bien antes de comérselos.

Elimínelos con especias. ¿Ha usted renunciado a los beneficios alimenticios de los frijoles por el miedo a la incomodidad y la pena de los gases? Trate de sazonarlos con una pizca de ajedrea (*savory*) o una cucharadita de jengibre molido. De acuerdo con algunas investigaciones universitarias, es posible que estas especias ayuden a contrarrestar la costumbre de los frijoles de producir gases.

FRUTAS TROPICALES

Dulces medidas preventivas

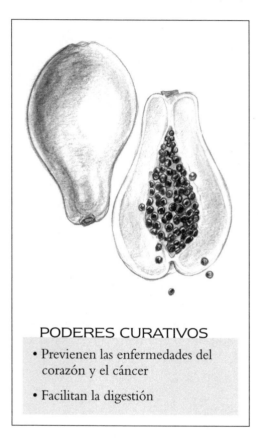

PODERES CURATIVOS

- Previenen las enfermedades del corazón y el cáncer
- Facilitan la digestión

¿Qué sería de la repostería latina, especialmente la del Caribe, sin las frutas tropicales? Se usan en pudines, dulces, helados, batidos (licuados), jaleas y tortas (bizcochos), y son ingredientes principales de una plétora de deleites, tales como helado de mango, dulce de papaya y casquitos de guayaba en almíbar.

Probablemente no le sorprenda descubrir que, igual que las otras comidas en este libro, las frutas tropicales son tanto saludables como sabrosas. Hay tres en particular que se destacan en las investigaciones científicas: mango, papaya y guayaba. Por lo tanto, ya que tienen más peso de las pruebas, vamos a tratar a solamente estos tres en este capítulo.

La magia del mango

Primero, hablemos del mango, conocido en Puerto Rico como el mangó. Al igual que otras frutas, el mango contiene grandes cantidades de vitamina C. Lo que lo hace especial es que también viene cargado de betacaroteno. Tanto la vitamina C como el betacaroteno son antioxidantes, lo cual significa que contrarrestan los efectos perjudiciales de unas moléculas de oxígeno dañinas conocidas como radicales libres. Este detalle es importante para la salud, porque los radicales libres pueden hacer daño a los tejidos sanos del cuerpo. Es más, estos enemigos pequeños también estropean el colesterol lipoproteínico de baja densidad del cuerpo (*LDL* por sus siglas en inglés). Por lo tanto, hay más probabilidad de que el LDL se adhiera a las paredes de las arterias, lo cual a su vez aumenta el riesgo de sufrir una enfermedad cardíaca.

Cada mango contiene casi 5 miligramos de betacaroteno, lo cual corresponde a entre el 50 y el 83 por ciento de la cantidad recomendada de 6 a 10 miligramos. También tiene como 57 miligramos de vitamina C, que es el 95 por ciento del Valor Diario (*DV* por sus siglas en inglés). La combinación es muy saludable. En un estudio hecho en Australia, durante tres semanas se dio de beber diariamente a un grupo de personas un jugo que contenía betacaroteno y vitamina C. Los investigadores descubrieron que el colesterol LDL de estas personas sufrió menos daños que antes de que empezaron a tomar el jugo.

Además, los mangos son buenos para el corazón, y no sólo por sus compuestos antioxidantes. También tienen un alto contenido de fibra. Un solo mango proporciona casi 6 gramos de fibra, una cantidad mayor de la que se encuentra en una taza de salvado de avena cocido. Es más, casi la mitad de la fibra del mango es del tipo soluble. Un sinnúmero de estudios han demostrado que al aumentar la cantidad de fibra soluble en la alimentación, disminuye el nivel de colesterol y el riesgo de tener una enfermedad cardíaca, hipertensión

EN LA COCINA

Por mucho que se les antojen las frutas tropicales, muchas personas las pasan por alto debido a un problema importante: no las saben seleccionar. Siga estos pasos y su paladar siempre estará encantado.

Pruébelas . . . con la nariz. Las frutas tropicales deben tener un aroma dulce y fragante desde antes de partirse. Ponga su nariz a trabajar antes de colocarlas en su carrito del supermercado. Si el aroma es débil, su sabor también lo decepcionará.

Manténgalas frescas, no frías. A veces hay que dejar que las frutas tropicales todavía maduren un poco en casa. Póngalas en un sitio fresco y seco. Lo que nunca se debe hacer es guardarlas en el refrigerador, porque el frío acaba por completo con su sabor.

(presión arterial alta) y derrame cerebral. La fibra insoluble del mango también es importante, por su parte, porque ayuda a que el cuerpo elimine el excremento más rápidamente, junto con las sustancias peligrosas que éste pueda contener. Esto significa que el peligro de sufrir de cáncer de colon tal vez baje al comer más mangos.

El poder de la papaya

La papaya (fruta bomba, lechosa) está retacada de carotenoides, unos pigmentos naturales que dan bellos colores a muchas frutas y verduras. No obstante, los carotenoides hacen otras cosas aparte de adornar su plato. Literalmente pueden salvarle la vida.

Los carotenoides que contiene la papaya son unos antioxidantes sumamente poderosos. Algunos estudios han demostrado que las personas que consumen la mayor cantidad de alimentos ricos en carotenoides, tales como la papaya, corren mucho menos peligro de morir de enfermedades cardíacas o cáncer.

Muchas frutas y verduras contienen carotenoides, pero la papaya les gana a todos. Unos investigadores alemanes clasificaron 39 alimentos de acuerdo con su contenido de carotenoides. La papaya ocupó el primer lugar en la lista; la mitad de una proporciona casi 3.8 miligramos de carotenoides. La toronja (pomelo), por su parte, obtuvo el segundo lugar con 3.6 miligramos, seguida por el albaricoque (chacabano, damasco) con 2.6 miligramos.

La papaya también contiene varias proteasas, unas enzimas que, como la papaína, se parecen mucho a las producidas en forma natural por el estómago. Cuando se come papaya cruda durante la comida o después de ella, al cuerpo se le facilita digerir las proteínas, lo cual puede ayudar a calmar un estómago descompuesto. Así lo indica Deborah Gowen, enfermera y partera certificada que trabaja con el Plan Harvard para la Salud Comunitaria en Wellesley, Massachusetts.

Es posible que la papaya también ayude a prevenir las úlceras. Un estudio de laboratorio descubrió que había menos probabilidad de que les salieran úlceras a los animales que recibían grandes dosis de medicamentos irritantes para el estómago si habían consumido papaya diariamente con varios días de anticipación. No se han realizado investigaciones semejantes con personas, pero parece probable que un poco de papaya al día pueda ayudar a contrarrestar los efectos irritantes de la aspirina y otros medicamentos antiinflamatorios.

La gran guayaba

El ingrediente especial de la guayaba es un carotenoide llamado licopeno. Durante mucho tiempo se le hizo menos caso al licopeno que a un compuesto afín, el betacaroteno. Sin embargo, estudios recientes indican que el licopeno tal vez sea aún más potente que su pariente más famoso. De hecho, el licopeno es uno de los antioxidantes más poderosos que existen, afirma Paul Lachance, Ph.D., profesor de nutrición en la Universidad de Rutgers en New Brunswick, Nueva Jersey.

Unos científicos israelíes descubrieron, en estudios de laboratorio, la capacidad del licopeno para rápidamente impedir el crecimiento de las células del cáncer de pulmón y de mama. Por otra parte, una investigación grande realizada por Harvard, que abarcó a casi 48,000 hombres, encontró que los que incluían la mayor cantidad de licopeno en su alimentación

ENSALADA DE MANGO Y PAPAYA

2   mangos medianos maduros

1   papaya (fruta bomba, lechosa) mediana madura

1   cucharada de jugo fresco de limón

1   cucharadita de vainilla

⅛   cucharadita del pimienta de Jamaica (*allspice*)

POR PORCIÓN:	
calorías	**100**
grasa total	**0.4 g**
grasa saturada	**0.1 g**
colesterol	**0 mg**
sodio	**5 mg**
fibra dietética	**4.3 g**

1. Separe la pulpa de los mangos de sus huesos por todos los lados con un cuchillo. Pique la pulpa en tiras. Pase un cuchillo entre la pulpa y la piel para separarla. Tire la piel y pique el mango en trozos de ½" (1 cm). Ponga en un tazón (recipiente) mediano.

2. Corte la papaya a la mitad a lo largo. Saque las semillas con una cuchara y tírelas. Pele la papaya con la ayuda de un cuchillo y pique la pulpa en trozos de ½". Agregue al tazón. Agregue el jugo de limón, la vainilla y la pimienta de Jamaica. Mezcle con suavidad. Tape y deje reposar durante 30 minutos para que se mezclen todos los sabores.

Para 4 porciones

GUAYABAS CON ADEREZO DULCE DE LIMÓN VERDE

10	guayabas maduras (aproximadamente 1½ libras/672 g)
1	cucharada de jugo de limón verde (lima) fresco
1	cucharada de azúcar granulada
¼	taza de azúcar glas
⅛	cucharadita de vainilla
1	pizca de canela molida

1. Coloque un colador fino sobre un tazón (recipiente) grande.

2. Pele las guayabas y corte a la mitad a lo largo. Con una cuchara de orillas afiladas, saque la pulpa interior que contiene las semillas y póngala en el colador.

3. Corte los casquitos de guayaba a la mitad a lo largo. Ponga en un tazón grande. Agregue el jugo de limón verde y el azúcar granulada. Mezcle bien.

4. Aplaste la pulpa de guayaba con el dorso de una cuchara grande para hacerla pasar por el colador, hasta que sólo queden las semillitas. Bótelas. Agregue el azúcar glas, la vainilla y la canela y mezcle bien.

5. Reparta los casquitos de guayaba entre 4 platitos para postre. Rocíe con el puré.

Para 4 porciones

SUGERENCIA DEL CHEF: *Sirva las guayabas como postre o como una merienda (tentempié, bocadillo).*

POR PORCIÓN:

calorías	**112**
grasa total	**0.8 g**
grasa saturada	**0.2 g**
colesterol	**0 mg**
sodio	**4 mg**
fibra dietética	**7.4 g**

tenían un 45 por ciento menos riesgo de sufrir de cáncer de la próstata que los que menos comían de este carotenoide. Hace mucho que se admira al tomate por su alto contenido de licopeno. Sin embargo, la guayaba se lo lleva de calle. Cada fruta contiene por lo menos un 50 por ciento más licopeno.

Por último, en lo que se refiere a la fibra dietética, la guayaba es una auténtica estrella. Sus más o menos 9 gramos por taza rebasan la cantidad total proporcionada en conjunto por una manzana, un albaricoque (chacabano, damasco), un plátano amarillo (guineo, banana) y una nectarina. Esto ha llamado la atención de los investigadores de enfermedades del corazón, porque una de las mejores maneras de bajar el colesterol —y el riesgo de enfermarse del corazón— es aumentando la cantidad de fibra dietética. En un estudio realizado con 120 hombres, unos investigadores indios descubrieron que su índice total de colesterol bajaba en casi un 10 por ciento si comían entre cinco y nueve guayabas al día durante tres meses. Y por si eso fuera poco, su nivel del saludable colesterol lipoproteínico de alta densidad aumentó en un 8 por ciento.

Cómo maximizar sus poderes curativos

Olvídese de las latas. Las frutas tropicales congeladas conservan sus nutrientes, pero las enlatadas plantean más problemas. Un estudio llevado a cabo en España, por ejemplo, encontró que la papaya de lata perdía muchos carotenoides —y gran parte de su fuerza protectora— durante el proceso de elaboración.

Agregue un poco de grasa. El licopeno de la guayaba se absorbe mejor si se come junto con un poco de grasa. Si la sirve en rebanadas y con yogur, por ejemplo, obtendrá la mayor cantidad posible de licopeno, además de complementar muy bien el sabor un poco ácido de esta fruta.

Baje el calor. Las frutas tropicales con frecuencia sirven para acompañar platos de carne en forma de salsa, por ejemplo. Desafortunadamente, el calor destruye parte de la vitamina C, dice Donald V. Schlimme, Ph.D., profesor de nutrición y ciencias de la alimentación en la Universidad de Maryland en College Park. A fin de obtener la mayor cantidad posible de vitaminas, el experto recomienda comérselas crudas, como la naturaleza lo dispuso originalmente.

Guárdelas con cuidado. Al contacto con el aire y la luz del sol, las frutas tropicales no tardan en perder su vitamina C. Guárdelas en un lugar fresco y oscuro para mantenerlas frescas y conservar este nutriente de importancia fundamental.

LIMONES Y LIMONES VERDES

Sabor y salud a lo cítrico

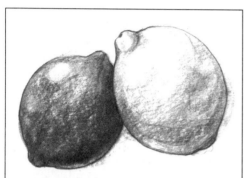

PODERES CURATIVOS

- Ayudan a curar cortadas y cardenales

- Previenen el cáncer y las enfermedades cardíacas

Aunque no son las estrellas de la cocina latina que son las carnes, los frijoles (habichuelas) y el ajo, los limones y limones verdes (limas) sí aportan su gusto agrio a muchos de nuestros platillos, por lo general en forma de adobo o como parte de salsas y ciertas bebidas. Quizás nos conviene tratar de incluirlos aún más, porque las pruebas científicas indican que pueden ser claves en prevenir ciertas enfermedades.

Minas de vitamina C

De todos los nutrientes que conocemos a fondo, la vitamina C tal vez sea la más impresionante. Siempre tiene mucha demanda cuando hace frío, porque reduce la cantidad de histamina, una sustancia química natural que irrita los ojos y hace gotear la nariz. También es un poderoso antioxidante, lo cual significa que ayuda a disminuir la fuerza de las potentes moléculas de oxígeno en el cuerpo que contribuyen al cáncer y las enfermedades cardíacas. El cuerpo también la utiliza para fabricar colágeno, la sustancia que pega las células entre sí y que se requiere para ayudar a curar las cortadas y heridas.

La pulpa y el jugo de los limones y los limones verdes (limas) son ricas fuentes de vitamina C. Un limón grande, por ejemplo, contiene más o menos 45 miligramos de esta vitamina, el 75 por ciento del Valor Diario (*DV* por sus siglas en inglés). Los limones verdes no se quedan atrás.

Uno pequeño contiene aproximadamente 20 miligramos, el 33 por ciento del DV.

El poder de la peladura

La vitamina C no es lo único que los limones y los limones verdes pueden ofrecernos. Estos cítricos también contienen otros compuestos, como limonina y limoneno, que al parecer ayudan a impedir algunos de los cambios celulares que pueden provocar el cáncer.

El limoneno se encuentra principalmente en la cáscara o peladura de la fruta. Se ha demostrado que estimula la actividad de las proteínas que ayudan a eliminar el estradiol, una hormona natural que ha sido asociada con el cáncer de mama. Asimismo se ha observado que el limoneno aumenta, en el hígado, el nivel de las enzimas que eliminan las sustancias químicas causantes del cáncer.

En Europa, las empresas de alimentos agregan la peladura de los cítricos a la harina para hornear a fin de enriquecerla con mayores beneficios para la salud, dice Antonio Montanari, Ph.D., científico investigador del Departamento de Florida del Centro de Investigación de los Cítricos en Lake Alfred. "Aquí en los Estados Unidos tiramos la que tal vez sea la mejor parte de la fruta", explica él.

Cómo maximizar sus poderes curativos

Intensifique el sabor. Ya sea que quiera preparar un pastel (tarta, *pie*) de limón

---

EN LA COCINA

Cuando se ralla la cáscara de una fruta cítrica, ¿habrá alguna manera de evitar que el rallador se lleve también un pedazo de sus nudillos?

De hecho, sí existe una manera más fácil de rallar la cáscara de las frutas cítricas: con un pelador de cítricos. Este aparato económico se parece un poco a un destapador. Consiste en una lámina angosta de acero inoxidable provista de agujeros con las orillas afiladas. Al pasar el pelador por la cáscara de la fruta, va levantando fácilmente una peladura delgada y rizada, sin poner en peligro los nudillos.

AVISO

Si usted se ve obligado a manejar grandes cantidades de cítricos con las manos, tenga cuidado. Es posible que corra riesgo de contraer un curioso mal que podría llamarse la "enfermedad de lima" (que no es lo mismo que la enfermedad de Lyme). Los limones y los limones verdes (limas) contienen furocoumarinos, unos compuestos que vuelven la piel más sensible y la hacen susceptible de ser quemada por el sol. En cierta ocasión, la *New England Journal of Medicine* (Revista de Medicina de Nueva Inglaterra) describió el caso de un hombre cuya mano izquierda se cubrió de ampollas y se hinchó después de exprimir unos 60 limones verdes para preparar margaritas. Los investigadores bautizaron su dolorosa afección como "fotodermatitis de la margarita".

La próxima vez que tenga que exprimir o rallar la cáscara de un gran número de limones o limones verdes, lávese las manos muy bien para eliminar por completo los vestigios del aceite y póngase un loción antisolar (filtro solar) muy fuerte antes de salir al sol.

o simplemente agregar un poco de sabor a ese yogur de limón que compró, póngale mucha peladura. El limoneno, su compuesto curativo, corresponde a más o menos el 65 por ciento de los aceites de la peladura, dice Michael Gould, Ph.D., profesor de oncología humana en la Escuela de Medicina de la Universidad de Wisconsin en Madison.

Úsela seca. La peladura fresca de los cítricos contiene más compuestos curativos, pero no por eso hay que despreciar la seca, dice el Dr. Montanari. Encontrará la peladura seca del limón en la sección de las especias en su supermercado.

MAÍZ

Vigorizante vencedor del colesterol

Cultivado desde los tiempos prehistóricos por los indios de América, el maíz (originalmente llamado *mahiz* por los indios taínos) formó una parte integral de los rituales y religiones indígenas. Los indios zuni hasta espolvorearon las entradas de sus puertas con harina de maíz para protegerse de los conquistadores españoles. Aunque en este aspecto no dio resultado, el maíz —también conocido como elote y choclo— sí nos puede proteger de varios problemas de la salud, entre ellos el colesterol alto y las cardiopatías.

"El maíz realmente es un alimento básico excelente", dice Mark McLellan,

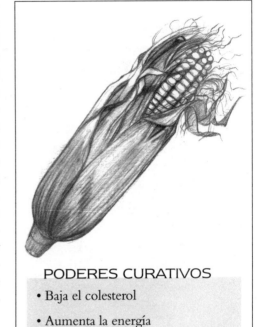

PODERES CURATIVOS
- Baja el colesterol
- Aumenta la energía

Ph.D., profesor de ciencias de la alimentación en la Universidad de Cornell y director del Instituto de Ciencias de la Alimentación de Cornell en Geneva, Nueva York. "En combinación con otras verduras en la alimentación, es una buena fuente de proteínas, carbohidratos y vitaminas."

Aliado anticolesterol

El maíz contiene un tipo de fibra dietética conocido como fibra soluble. Cuando se come, esta fibra se enlaza con la bilis, un líquido digestivo producido por el hígado y que está lleno de colesterol. En vista de que el cuerpo no absorbe la fibra soluble fácilmente, ésta se va con el excremento, el cual de paso se lleva el colesterol.

Todos hemos leído mucho acerca de la manera en que el salvado de avena y de trigo sirve para bajar el colesterol. El salvado de maíz tiene el mismo efecto. Los investigadores a cargo de un estudio realizado por la Universidad Estatal de Illinois sometieron a 29 hombres con altos índices de colesterol a dietas bajas en grasa. Después de dos semanas con la nueva dieta, se dio a algunos de ellos 20 gramos (casi ½ cucharada) de salvado de maíz al día, mientras que otros recibían una cantidad semejante de salvado de trigo. Durante las seis semanas que duró el estudio, los que estaban comiendo el salvado de maíz tuvieron una baja de más del 5 por ciento en su colesterol y más o menos del 13 por ciento en su índice de triglicéridos, las grasas sanguíneas que cuando están presentes en grandes cantidades fomentan las enfermedades cardíacas. Los que comieron salvado de trigo no mostraron cambio alguno, aparte de la reducción inicial causada por la dieta baja en grasa.

AVISO

Cuando pensamos en los alimentos que provocan alergias, lo primero que se nos ocurre probablemente sean los mariscos, el cacahuate (maní) y otros por el estilo. No obstante, muchas personas también tienen problemas con el maíz (elote, choclo) procesado. De hecho, los cereales de maíz se ubican entre los cinco principales alimentos causantes de alergias.

Está comprobado que los cereales de maíz provocan una intensificación de los síntomas en las personas que sufren del síndrome del intestino irritable, el cual causa dolores y retortijones (cólicos) en el abdomen. Varios estudios han descubierto que el maíz puede causar problemas en más del 20 por ciento de las personas afectadas por este mal.

El maíz forma parte de muchos productos. Por lo tanto, si usted es sensible a este grano (o piensa serlo), asegúrese de leer las etiquetas con cuidado antes de comprar el alimento.

Nutrientes en abundancia

Lo mejor del maíz es que proporciona mucha energía y muy pocas calorías, más o menos 83 por mazorca.

El maíz es una muy buena fuente de tiamina, una vitamina B que resulta esencial para transformar los alimentos en energía. Cada mazorca de maíz contiene 0.2 miligramos de tiamina, el 13 por ciento del Valor Diario (*DV* por sus siglas en inglés). Esto supera la cantidad presente en tres lonjas de tocino o en 3 onzas (84 g) de rosbif. El maíz dulce fresco consiste principalmente en carbohidratos simples y complejos. Por lo tanto, es una espléndida fuente de energía, en palabras de Donald V. Schlimme, Ph.D., profesor de nutrición y ciencias de la alimentación en la Universidad de Maryland en College Park. "Satisface nuestras necesidades de energía sin proporcionarnos una cantidad considerable de grasa", explica el Dr. Schlimme. La poca grasa que el maíz contiene es poliinsaturada y monoinsaturada, las cuales son mucho más saludables que la grasa saturada que se encuentra en la carne o los productos lácteos.

EN LA COCINA

El maíz (elote, choclo) es tan fácil de preparar que hasta podría sospecharse que la Madre Naturaleza lo inventó para nuestra conveniencia. Sólo hay que quitarle las hojas y los pelos, echarlo en una vaporera y esperar unos minutos para que se cocine. Las siguientes indicaciones le permitirán obtener siempre un excelente sabor.

Guíselo enseguida. Cuando el maíz se conserva por algún tiempo, su azúcar natural se transforma en almidón y los granos pierden su dulce sabor natural. La solución es cocerlo lo más pronto posible después de haberse cosechado.

No sea un salado. No añada sal al agua en que vaya a hervir el maíz. La sal extrae la humedad de los granos y los vuelve duros y difíciles de masticar.

Desgránelo. Cuando se le antoje el maíz fresco pero no tiene ganas de roer una mazorca, simplemente desgránelo. Coloque el maíz en posición vertical dentro de un tazón (recipiente). Desgránelo con movimientos descendentes de un cuchillo afilado, abarcando varias hileras de granos con cada corte. Cuando lo haya desgranado por completo, raspe la mazorca con el lado romo del mismo cuchillo para extraer todo el jugo dulce y lechoso.

ENSALADA DE MAÍZ CON MIEL

1	bolsa de 16 onzas (448 g) de granos de maíz (elote, choclo) congelados
1	pimiento (ají, pimiento morrón) rojo (*sweet red pepper*), picado en cubitos finos
1	cucharada de cebollino fresco picado
3	cucharadas de vinagre de jugo de manzana
1	cucharada de miel
½	cucharadita de semilla de apio
⅛	cucharadita de sal

1. Ponga los granos de maíz en un colador y lave con agua caliente para descongelarlos. Ponga en un tazón (recipiente) grande y agregue el pimiento y el cebollino. Mezcle bien.

2. Mezcle el vinagre, la miel, la semilla de apio y la sal en una cacerola pequeña. Ponga a fuego mediano de 1 a 2 minutos, o hasta que quede la miel menos espesa. Vierta sobre el maíz y mezcle para cubrir los granos. Sirva de inmediato o ponga a enfriar en el refrigerador.

Para 4 porciones

POR PORCIÓN:	
calorías	**112**
grasa total	**0.2 g**
grasa saturada	**0 g**
colesterol	**0 mg**
sodio	**74 mg**
fibra dietética	**3 g**

Cómo maximizar sus poderes curativos

Fíjese en el color. No todos los tipos de maíz son iguales. El maíz amarillo contiene más de 2 gramos de fibra por porción, mientras que el blanco suma más del doble, un poco más de 4 gramos por mazorca.

Asegúrese de su madurez. Al comprar el maíz en el supermercado, busque mazorcas que tengan los granos llenitos y gordos. "Cómprelo en el momento óptimo de madurez", recomienda el Dr. Schlimme. "En estas condiciones, su nivel de nutrientes es más alto."

Para ver si el maíz está maduro, reviente uno de los granos con una uña. Si el líquido que sale no es lechoso, el maíz está verde o ya se pasó, así que no lo compre.

Al vapor para que quede mejor. El maíz de mazorca tradicionalmente se cocina en agua hirviendo, pero tal vez sea la peor forma de prepararlo, ya que se reducen las virtudes alimenticias de la verdura. "Se pierden menos nutrientes cuando el maíz se prepara al vapor", dice el Dr. Schlimme. "Al ponerlo en agua hirviendo, que es como la mayoría de la gente prepara el maíz dulce, se eliminan más nutrientes solubles en agua que cuando se prepara al vapor."

Aproveche el grano completo. Por mucho que uno se esmere al comer el maíz de la mazorca, es inevitable que gran parte se quede pegada a ésta. Para aprovechar cada grano al máximo, lo mejor es comprar el maíz en grano, congelado o de lata. También puede desgranar las mazorcas con un cuchillo. A diferencia de lo que sucede cuando se come directamente de la mazorca, "se obtienen más beneficios del maíz mediante un corte mecánico que desprende el grano entero", dice el Dr. McLellan.

Cómprelo empacado al vacío. El maíz de lata es casi igual de nutritivo que el fresco, pero pierde parte de su valor alimenticio cuando viene en salmuera (*brine*), un líquido salado que extrae los nutrientes de los alimentos durante el proceso de elaboración, explica el Dr. Schlimme. Para obtener la mayor cantidad posible de vitaminas, busque el maíz empacado al vacío, que no contiene salmuera. El maíz empacado al vacío, o *vacuum-packed* en inglés (así lo indicará la etiqueta), por lo común viene en pequeñas latas planas, dice el experto.

Papas

Defensores antidiabetes

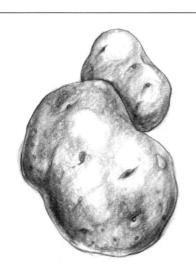

PODERES CURATIVOS

- Previenen el cáncer
- Ayudan a controlar la hipertensión (presión arterial) y la diabetes

En los albores del Nuevo Mundo, las indígenas que poblaban los Andes peruanos y bolivianos tenían 1,000 palabras distintas para referirse a la papa. Tan importante era para ellos.

La reputación de este tubérculo feculento ha tenido altibajos a lo largo de los más o menos 4,000 años transcurridos desde entonces. A los conquistadores españoles la raíz desconocida les interesó lo suficiente para que se la llevaran de regreso al Viejo Mundo. (A los pocos años no hubo ya nave española cuya alimentación no se basara en la papa, porque prevenía el escorbuto.) No obstante, en el continente europeo mismo no gozó de la misma aceptación por ser pariente de la belladona, que tenía fama de ser tóxica. Por lo tanto, se le temía.

Con el tiempo tanto los botánicos como los hambrientos se enteraron de la verdad. La papa no implica ningún peligro. Se trata de un alimento básico excelente y es la verdura que más se cultiva en el mundo. Muchas personas la comen con cada comida y existe infinidad de maneras de prepararla.

"La papa tiene un poco de casi todo", dice Mark Kestin, Ph.D., coordinador del programa de nutrición en la Universidad Bastyr y profesor adjunto asociado de epidemiología en la Universidad de Washington, ambas ubicadas en Seattle. "De ser necesario, usted podría cubrir muchas de sus necesidades de nutrición con la papa", agrega el experto.

Una cáscara anticáncer

El poder curativo de la papa empieza por la cáscara, que contiene un compuesto anticarcinógeno llamado ácido clorogénico, dice Mary Ellen Camire, Ph.D., profesora adjunta y coordinadora del departamento de ciencias de la alimentación y nutrición humana en la Universidad de Maine en Orono. Diversos estudios de laboratorio han demostrado que este ácido ayuda a la fibra de la papa a absorber el benzopireno, un posible carcinógeno que se encuentra en los alimentos ahumados, como las hamburguesas preparadas a la parrilla. "Esencialmente, el ácido del alimento reacciona con el carcinógeno enlazándose con éste, lo cual produce una molécula demasiado grande para que el cuerpo la absorba", explica la experta. "En nuestro estudio de laboratorio, impidió casi por completo la absorción del carcinógeno."

EN LA COCINA

No todas las papas se crearon iguales. Algunas saben mejor preparadas al horno, mientras que otras son ideales para una rica sopa o ensalada. Otro tipo de papa, la papa multiuso, sirve para prepararse tanto al horno como al vapor. He aquí algunas de las opciones que puede considerar cuando vaya de compras.

Papas céreas. Estas papas redondas pueden ser rojas o blancas; contienen poca fécula y mucha agua, la cual las vuelve muy firmes. Conservan bien su forma durante el proceso de cocción y quedan muy bien en sopas o caldos, guisos (estofados) y ensaladas. En inglés las blancas se llaman *round whites* y las rojas *round reds.*

Papas feculentas. La papa blanca (*russet potato*) para hornear es un tubérculo feculento muy común. Es harinosa por dentro, por lo cual se presta muy bien para prepararse en puré o al horno.

Papas "multiusos". En inglés, se llaman *all-purpose potatoes.* Si le interesa tener guardadas unas papas para lo que se le pueda ofrecer, el mejor tipo es la papa blanca larga y otras semejantes. Éstas se pueden preparar como sea: al horno, cocidas o al vapor.

Abajo con la presión

Por lo común, cuando pensamos en la papa no se nos ocurre que contenga una gran cantidad de potasio. Sin embargo, la verdad es que una papa al horno de 7 onzas (196 g) tiene casi el doble del potasio de un plátano amarillo (guineo, banana) mediano. Una papa al horno con cáscara proporciona unos 1,137 miligramos de potasio, casi la tercera parte del Valor Diario (*DV* por sus siglas en inglés).

El potasio es importante porque al parecer reduce los repentinos incrementos en la presión arterial causados por la sal. Si algunas personas aumentaran su consumo de potasio con la ayuda de la papa, es posible que ya no tendrían tanta necesidad de tomar medicamentos para controlar su presión arterial, explica Earl Mindell, R.Ph., Ph.D., farmacéutico y profesor de nutrición en la Universidad Occidental del Pacífico en Los Ángeles. En cierto estudio realizado con 54 personas que tenían la presión arterial alta, la mitad de ellos agregaron alimentos ricos en potasio, como la papa, a su alimentación, mientras que la otra mitad siguió con su alimentación normal. Según el Dr. Mindell, al finalizar la investigación el 81 por ciento de los comedores de papa estaban controlando su presión arterial con menos de la mitad de los medicamentos que solían requerir anteriormente.

Al rescate del azúcar en la sangre

Tal vez no sea evidente la relación que existe entre la vitamina C y el azúcar en la sangre, pero contamos cada vez con más pruebas de que esta poderosa vitamina antioxidante, tan conocida por su poder para prevenir las enfermedades cardíacas, posiblemente también ayude a los diabéticos. Además, es posible que la vitamina C logre disminuir eficazmente los daños causados en las proteínas por los radicales libres, unas peligrosas moléculas de oxígeno que lesionan los tejidos del cuerpo.

Un estudio llevado a cabo por ciertos investigadores de los Países Bajos llegó a la conclusión de que los hombres cuya alimentación es sana e incluye cantidades considerables no sólo de papa sino también de pescado, verduras y legumbres, al parecer corren menos riesgo de contraer diabetes. Aún no se sabe con certeza en qué consiste el mecanismo de protección, pero los científicos piensan que los antioxidantes, entre ellos la vitamina C, tal vez ayuden a evitar el exceso de azúcar en el torrente sanguíneo. Una papa de 7 onzas contiene más o menos 27 miligramos de vitamina C, aproximadamente el 45 por ciento del DV.

El alto contenido de carbohidratos complejos de la papa también la convierte en un alimento curativo para las personas que ya tienen diabetes. Cuando se comen carbohidratos complejos, el cuerpo los tiene que descomponer en azúcares simples para que el torrente sanguíneo los pueda absorber. Esto significa que el azúcar va entrando al torrente sanguíneo poco a poco y no de golpe. Tal proceso a su vez ayuda a mantener estable la concentración de azúcar en la sangre, lo cual resulta fundamental para controlar la enfermedad. Por si esto fuera poco, la papa puede ayudar a los diabéticos a controlar su peso. Esto es importante, porque el sobrepeso le dificulta al cuerpo producir una cantidad suficiente de insulina, la hormona que ayuda a llevar el azúcar del torrente sanguíneo a las células individuales. Además, el exceso de peso tiene el resultado de que la insulina que el cuerpo logra producir trabaje de manera menos eficaz. La papa aporta una sensación de saciedad, de modo que se tiene menos hambre por más tiempo.

Al observar a 41 estudiantes hambrientos de la Universidad de Sydney en Australia, los investigadores descubrieron que la papa los llenaba más que otros alimentos, además de contener menos calorías. Sobre una escala de la saciedad que fijaba al pan blanco en 100, a la avena en 209 y al pescado en 225, la papa llegó a 323, superando en mucho a los demás alimentos.

Cómo maximizar sus poderes curativos

Quédese con la cáscara. A fin de aprovechar todo el potencial de la papa en la lucha contra el cáncer hay que comérsela con cáscara, dice la Dra. Camire. Esto cobra particular importancia cuando se trata de disfrutar los alimentos preparados a la parrilla, un proceso de cocción que deja pequeñas cantidades de sustancias cancerígenas sobre los alimentos. Lo ideal sería que los restaurantes de comida rápida vendieran sus hamburguesas envueltas con cáscara de papa en lugar de pan, sugiere la Dra. Camire. "Esto ayudaría a absorber los cancerígenos de la parrilla", afirma la experta.

Como está difícil que eso suceda, una solución más práctica sería la de siempre acompañar su hamburguesa a la parrilla, *hot dog* u otro alimento cocinado a la parrilla con una papa al horno o ensalada de papa (con cáscara).

Cocínelas con cuidado. Hervir las papas debe ser una de las formas de preparación más comunes para este tubérculo, pero es posible que sea la peor en lo que se refiere a la conservación de los nutrientes. Gran parte de la vitamina C y algunas vitaminas B salen de la papa y terminan en el agua con que se coció. De hecho, al hervir una papa se llega a perder más o menos la mitad de la vitamina C, la cuarta parte del folato y el 40 por ciento del potasio que contiene, dice Marilyn A. Swanson, R.D., Ph.D., profesora y encargada del departamento de nutrición y ciencias de la alimentación en la Universidad Estatal de Dakota del Sur en Brookings.

PAPITAS FRITAS A LA BARBACOA

4	papas medianas para hornear
2½	cucharadas de *catsup (ketchup)*
4	cucharaditas de aceite de *canola*
2	cucharaditas de salsa *Worcestershire*
2	cucharaditas de vinagre de jugo de manzana
⅛	cucharadita de sal

1. Precaliente el horno a 425°F (220°C). Rocíe una bandeja de hornear con aceite antiadherente en aerosol.

2. Lave las papas muy bien y séquelas con toallas de papel. Corte cada papa a lo largo en 5 ó 6 rodajas. Amontone las rodajas y córtelas en tiras de ¼" (6 mm).

3. Mezcle la *catsup*, el aceite, la salsa *Worcestershire*, el vinagre y la sal en un tazón (recipiente) grande. Agregue las papas. Mezcle hasta cubrirlas perfectamente.

4. Reparta las papas de manera uniforme sobre la bandeja de hornear. Meta al horno durante 20 minutos. Voltee las papas. Hornee de 10 a 15 minutos más, o hasta que estén suaves y doradas. Para saber si están cocidas, introduzca la punta de un cuchillo afilado en una papa.

Para 4 porciones

POR PORCIÓN:

calorías	**185**
grasa total	**4.7 g**
grasa saturada	**0.3 g**
colesterol	**0 mg**
sodio	**218 mg**
fibra dietética	**3 g**

Cuando hierva unas papas, aproveche sus nutrientes guardando el agua en que se cocinaron para luego agregarla a otros platos como sopas y caldos.

La papa se ablanda muy bien cuando se prepara al horno o al vapor, y en ambos casos conserva más nutrientes. "El microondas es la mejor opción", dice Susan Thom, R.D., portavoz de la Asociación Dietética de los Estados Unidos y asesora de nutrición en Brecksville, Ohio.

Prepárelas a última hora. Cuando tienen mucho trabajo, los cocineros suelen pelar las papas con anticipación, cortarlas en rodajas y cubrirlas con agua para evitar que se pongan oscuras. Esta técnica conserva el aspecto fresco de las papas, pero también elimina muchos nutrientes valiosos. "Algunas de las vitaminas solubles se pierden en el agua", dice Mona Sutnick, R.D., asesora de nutrición en Filadelfia y portavoz de la Asociación Dietética de los Estados Unidos.

PESCADO

Cuidador del corazón

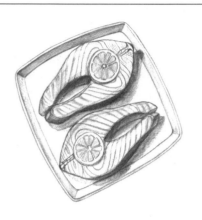

PODERES CURATIVOS

• Reduce el riesgo de sufrir enfermedades cardíacas

• Previene los cánceres de mama y de colon

• Favorece un mayor peso en los bebés al nacer

• Disminuye la inflamación del pulmón en los fumadores

Quizás usted haya leído sobre la importancia de reducir la grasa en la dieta y hasta lo esté haciendo. Sin embargo, ahora se ha descubierto que usted debe *aumentar* su consumo de grasa . . . con tal que sea grasa de pescado. Resulta que la grasa de pescado es muy saludable. Qué conveniente para nosotros, ya que nuestra cocina ofrece una plétora de platillos de pescado, como bacalao, huachinango (chillo, pargo) y salmón.

Según los estudios, el pescado de agua fría contiene varias grasas poliinsaturadas, conocidas en forma colectiva como ácidos grasos omega-3. Estas grasas brindan muchos beneficios para la salud.

Por ejemplo, los esquimales de Groenlandia comen pescado en cantidades industriales, y es posible que a eso se deba su índice muy bajo de enfermedades cardíacas. Se ha observado lo mismo en otras partes del mundo. Cuando la gente come pescado, hay mucho menos probabilidad de que mueran de enfermedades cardíacas.

"Hay indicios convincentes de que los aceites del pescado ayuden a controlar varias afecciones", dice Gary J. Nelson, Ph.D., químico investigador del Centro Occidental de Investigación de la Nutrición Humana administrado en San Francisco por el Departamento de Agricultura de los Estados Unidos. Una alimentación rica en pescado ayuda a impedir que el cuerpo produzca sustancias químicas que quizás sean peligrosas. Sin embargo, sus beneficios van más allá de reducir el peligro de enfermarse del corazón. También se ha demostrado que puede ayudar en la lucha contra el cáncer de colon y el de mama, que aumenta el peso de los bebés al nacer y que reduce la inflamación pulmonar.

EN LA COCINA

El sabor del pescado fresco es uno de los más delicados que existen. Sin embargo, se echa a perder muy fácilmente. En un solo día, un exquisito pescado puede convertirse en un plato que más bien se puede olvidar. Asegúrese de obtener siempre el mejor sabor posible siguiendo estas indicaciones.

Guíese por el olfato. El pescado fresco debe tener un levísimo aroma a mar. Los olores desagradables aparecen primero en el interior del pescado, en la cavidad de donde se sacaron las tripas. Al comprar pescado, siempre huélalo en esta parte para asegurarse de que esté limpio y fresco.

Hay que desconfiar, por cierto, de los pescados que ya vienen envueltos con plástico. Si no están congelados, pueden echarse a perder muy rápidamente.

Examínele los ojos. Al comprar el pescado entero, fíjese en los ojos para asegurarse de que estén claros, transparentes y saltones. Si se ven un poco lechosos o hundidos, el pescado ya no está tan fresco.

Revise las agallas. Las agallas deben estar húmedas y de un subido color rojo, casi color vino. Si se ven grises o cafés, el pescado está viejo y sería mejor no comprarlo.

Apriete la carne. La carne del pescado fresco debe estar firme y elástica. Si la aprieta con el dedo y le queda una marca, el pescado está viejo y su sabor no será el mejor.

"Pesca" las enfermedades cardíacas

Las investigaciones han demostrado que las personas que comen pescado tienen menos probabilidad de morir de enfermedades cardíacas que quienes no lo hacen. Es más, no hay que consumir grandes cantidades de pescado para aprovechar sus ventajas. Las pruebas indican que dos comidas con pescado a la semana es todo lo que se necesita para mantener abiertas las arterias y feliz al corazón.

Al parecer, los ácidos grasos omega-3 del pescado frenan la producción de prostaglandinas, leucotrienos y tromboxano, unos compuestos naturales que, cuando están presentes en grandes cantidades, conducen a la constricción de los vasos sanguíneos, lo cual eleva la presión arterial. También es posible que estos compuestos fomenten la formación de coágulos en el torrente sanguíneo, lo cual puede conducir a enfermedades cardíacas.

La capacidad de los ácidos grasos omega-3 para impedir la formación de coágulos en la sangre es muy importante, dice James Kenney, R.D., Ph.D., especialista en la investigación de la nutrición en el Centro Pritikin para la Longevidad de Santa Mónica, California. Los coágulos que se forman en el torrente sanguíneo pueden llegar a bloquear el flujo de la sangre al corazón y posiblemente provoquen ataques cardíacos. Además, el aceite que se encuentra en el pescado al parecer hace subir el índice del colesterol lipoproteínico de alta densidad (o *HDL* por sus siglas en inglés), el colesterol "bueno" que ayuda a evitar que las alteraciones grasientas se depositen en las arterias.

Las investigaciones demuestran que el pescado ofrece beneficios especiales a las personas que ya han sufrido un ataque cardíaco. Al comer pescado dos veces por semana (consumiendo más o menos 3 onzas/84 g de pescado en cada ocasión), es posible que se reduzcan sus probabilidades de sufrir un segundo —y fatal— ataque cardíaco. También parece que un aumento en el consumo de pescados de agua fría, como el salmón, ayude a evitar que las arterias se tapen después de una angioplastia, intervención que sirve para destapar los vasos sanguíneos del corazón.

El aceite del pescado no sólo tiene efectos favorables sobre la coagulación y el colesterol.

Al parecer también ayuda a asegurar que el corazón lata con un ritmo saludable. Esto es muy importante. Cualquier arritmia, o irregularidad potencialmente seria del latido cardíaco, puede provocar un paro cardíaco, durante el cual el corazón deja de latir por completo. Contamos cada vez con más pruebas de que los ácidos grasos omega-3 del pescado de alguna manera fortalecen el músculo del corazón y mantienen la regularidad de sus latidos. Un estudio demostró que en las personas que comen casi 6 gramos de ácidos grasos omega-3 al mes —es decir, una porción de 3 onzas (84 g) de salmón a la semana—, el peligro de sufrir un paro cardíaco se reduce a la mitad del riesgo enfrentado por quienes no comen estos ácidos.

Un freno para el cáncer

Otro beneficio del pescado es su capacidad anticáncer. "Existen pruebas excelentes de que comer pescado protege contra el cáncer de mama y el colorrectal", dice Bandaru S. Reddy, Ph.D., jefe de la división de carcinogénesis en la Fundación Estadounidense para la Salud en Valhalla, Nueva York.

El pescado protege contra el cáncer casi de la misma manera en que ayuda a prevenir las enfermedades cardíacas: al reducir la producción de prostaglandinas por el cuerpo. Según el Dr. Reddy, cuando las prostaglandinas están presentes en grandes cantidades, ellas fomentan los tumores, o sea, estimulan el crecimiento de tumores cancerosos.

Algunos investigadores británicos llevaron a cabo un estudio de la población de 24 países europeos. Descubrieron que las personas quienes con regularidad comen pescado tienen mucha menos probabilidad de que les dé cáncer. Incluso concluyeron que comer pequeñas porciones de pescado tres veces a la semana (junto con reducir el consumo de grasas de origen animal) disminuiría los índices de mortalidad a causa de cáncer del colon en los hombres en un 30 por ciento.

Protección múltiple

Por si aún no está convencido, le daremos otras dos razones para incluir el pescado en su alimentación. Un estudio observó los hábitos en cuanto al consumo de pescado de más de 1,000 mujeres embarazadas en las islas Feroe al norte del Reino Unido. Encontraron que, entre más pescado comían las mujeres, más grandes solían ser sus bebés a la hora de nacer. De hecho, los bebés cuyas mamás habían comido pescado con frecuencia pesaban media libra (224 g) más, en promedio, que los hijos de las mamás que habían comido menos. Esto es importante porque los bebés más grandes suelen ser más sanos que los que tienen un peso menor que el normal.

SALMÓN CON PUERRO "AL VAPOR" EN MICROONDAS

4 filetes de salmón tipo *Chinook* (*king*), de 4 onzas (112 g) cada uno

1 puerro (poro) grande

1 cucharada de jengibre fresco rallado

1 cucharada de vino de jerez seco

2 cucharaditas de salsa de soya de sodio reducido

1. Enjuague el salmón con agua fría. Seque con toallas de papel.

2. Corte la parte verde dura y el extremo de la raíz del puerro y tírelos. Corte el puerro a la mitad a lo largo. Enjuague muy bien con agua fría, separando las capas una por una para eliminar toda la tierra.

3. Pique el puerro en rodajas muy finas. Extienda las dos terceras partes de las rodajas de puerro de manera uniforme sobre un plato grande adecuado para usarse en horno de microondas. Tape con papel encerado y hornee en alto (*high*) durante 30 segundos.

4. Mezcle el jengibre, el vino de jerez, la salsa de soya y el puerro restante en un tazón (recipiente) pequeño.

5. Acomode el salmón sobre el plato en forma de los rayos de una rueda, con la piel hacia abajo y el extremo más grueso hacia fuera. Reparta la mezcla del puerro encima de manera uniforme. Tape con papel encerado.

6. Hornee en alto, es decir, *high*, de 4 a 6 minutos, o hasta que el salmón esté opaco al centro. Para saber si está cocido, introduzca la punta de un cuchillo afilado en el centro de 1 filete.

7. Deje reposar durante 5 minutos antes de servirse.

Para 4 porciones

POR PORCIÓN:	
calorías	**229**
grasa total	**11.9 g**
grasa saturada	**2.9 g**
colesterol	**75 mg**
sodio	**232 mg**
fibra dietética	**0.9 g**

Los investigadores suponen que los ácidos grasos omega-3 del pescado ayudan a estimular el flujo de la sangre a través de la placenta, lo cual permite al feto recibir una mayor cantidad de nutrientes. Además, estos ácidos detienen los efectos de las prostaglandinas, responsables de iniciar las contracciones uterinas. Por lo tanto, es posible que ayuden a prevenir partos prematuros.

Cómo maximizar sus poderes curativos

Saboree el salmón. Todos los pescados proporcionan cierta cantidad de ácidos grasos omega-3, pero el salmón tal vez sea la mejor opción. Cada porción de 3 onzas (84 g) de salmón tipo *Chinook* proporciona 3 gramos.

Fíjese en el color. Entre más intenso sea el color del salmón, más ácidos grasos omega-3 contiene. El salmón tipo *Chinook* proporciona la mayor cantidad de este aceite, por ejemplo, mientras que el salmón rosado más claro tiene un poco menos. Como regla general, las variedades más caras de salmón suelen tener la mayor cantidad de ácidos grasos omega-3.

Varíe el menú. No sólo el salmón tiene ácidos grasos omega-3. Otras fuentes buenas son la caballa (macarela), la trucha arco iris, el atún, el pescado blanco (fresco, no ahumado) y el arenque del Atlántico en vinagre.

Dese la lata. Una de las maneras más fáciles de aumentar la cantidad de ácidos grasos omega-3 en su alimentación es con una lata de atún en agua. Por otra parte, si va a preparar una ensalada de atún, asegúrese de no llenarla de mayonesa. Las grasas poco saludables de la mayonesa normal eliminarían los beneficios de las grasas saludables del pescado.

Entre sus otras opciones enlatadas se encuentran las sardinas, las cuales también contienen buenas cantidades de ácidos grasos omega-3.

Agarre la onda. Las altas temperaturas producidas durante los métodos de cocción convencionales como asar llegan a destruir casi la mitad de los ácidos grasos omega-3 del pescado. Las microondas, por el contrario, casi no afectan estos aceites benéficos. Por lo tanto, el horno de microondas es una buena manera de aprovechar al máximo los beneficios que el pescado le puede ofrecer.

PIÑA

Manjar maravilloso para su salud

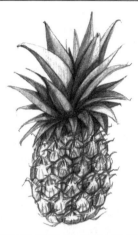

PODERES CURATIVOS

- Mantiene fuertes los huesos

- Mejora la digestión

- Alivia los síntomas del resfriado

- Baja el riesgo de sufrir de cáncer y enfermedades del corazón

Esta fruta tropical es originaria de América. Su nombre original, de los indios guaraní, era *naná*, que significa "fruta excelente". Pero cuando Colón se topó con esta fruta en la isla de Guadalupe en 1493, él la nombró "piña de las Indias". De ahí tenemos el origen de sus dos nombres en distintas partes de América. En el Caribe se llama "piña", gracias a Colón, y en ciertos países de Sudamérica, gracias a los guaraní, se llama "ananá". Y quizás al fin de cuentas éste sea el nombre más adecuado para esta "fruta excelente", ya que rebosa tanto de sabor como de poderes curativos.

Mina de manganeso para los huesos

Todos sabemos que necesitamos calcio para evitar la osteoporosis, una enfermedad que debilita los huesos y que afecta en principal medida a las mujeres después de la menopausia. Un hecho no tan conocido, por el contrario, es que nuestros huesos también necesitan manganeso.

El cuerpo utiliza el manganeso para producir colágeno, una proteína fibrosa y resistente que ayuda a construir los tejidos conectivos como los huesos, la piel y los cartílagos. Las investigaciones han demostrado que una deficiencia de manganeso provoca problemas óseos parecidos a la osteoporosis. Un estudio descubrió que las mujeres con osteoporosis tienen índices más bajos de manganeso que las mujeres que no padecen esta enfermedad.

"Comer piña fresca o tomar jugo de piña es una buena manera de agregar manganeso a su alimentación", dice Jeanne Freeland-Graves, Ph.D., profesora de nutrición en la Universidad de Tejas en Austin. Una taza de piña fresca en trozos o de jugo de piña le proporciona más de 2 miligramos de manganeso, lo cual equivale a más del 100 por ciento del Valor Diario (*DV* por sus siglas en inglés) de este elemento.

EN LA COCINA

La cáscara dura y los picos filosos de la piña (ananá) a veces parecen una armadura que se resiste a entregar su dulzura interior. Además, por su culpa puede ser difícil seleccionarla en el supermercado. Siga estas indicaciones para escoger la mejor fruta y descubrir su corazón dorado y jugoso.

Busque la firmeza. Escoja una piña llenita y firme. Evite las frutas golpeadas o que tengan algunas partes suaves. El color de la cáscara no sirve como indicador de madurez. En el extremo del tallo, la piña debe tener un aroma dulce, sin indicio de fermentación.

Prefiera la frescura. Las hojas de la piña deben estar firmes y de color verde oscuro, sin puntas amarillentas o cafés. Al contrario de lo que muchas personas dicen, no es posible probar la madurez de la fruta sacando una hoja de la corona. Aunque se desprenda con facilidad, esto no indica que la piña esté madura.

Pautas para picar. Ya en casa, corte los extremos de arriba y de abajo. Coloque la piña de lado en un plato no muy hondo para juntar el jugo mientras la rebana. Corte la piña en rebanadas de ½ pulgada (1.2 cm) de grueso y córteles la cáscara. A continuación, extraiga el centro duro con un cuchillo afilado o, mejor aún, con un pequeño molde para cortar galletas.

Excelente para el estómago

Desde hace siglos, la piña se conoce por sus virtudes para aliviar la indigestión, y es posible que la ciencia haya dado con el motivo para ello. La piña fresca contiene bromelina, una enzima que descompone las proteínas y de esta manera facilita la digestión. Es posible que esta cualidad sea importante para algunas personas mayores con un bajo nivel de ácido estomacal, imprescindible para digerir las proteínas.

Por mucho que le encante la piña es poco probable, por supuesto, que la vaya a comer todos los días. No obstante, si usted es mayor y sufre de indigestión con frecuencia, unas cuantas rebanadas de piña como postre tal vez ayuden a mantener tranquilo su estómago, dice Joanne Curran-Celentano, R.D., Ph.D., profesora adjunta de ciencias de la nutrición en la Universidad de Nueva Hampshire en Durham.

Una veta de vitamina C

A pocos nutrientes les hacemos tanto caso como a la vitamina C. Hay buenas razones para ello. Esta vitamina es un poderoso antioxidante, lo cual significa que impide la acción de los radicales libres, unas moléculas inestables de oxígeno que dañan las células y contribuyen al desarrollo del cáncer y de las enfermedades cardíacas. Además, el cuerpo utiliza la vitamina C para producir el colágeno, el "pegamento" que une los tejidos y los huesos. Y cuando siente que se haya pescado un resfriado (catarro), lo más probable es que recurra a la vitamina C, la cual reduce el nivel de histamina, el causante de algunos síntomas del resfriado, como ojos llorosos y goteo de la nariz.

En lo que se refiere a su contenido de vitamina C, la piña no puede competir con la naranja o la toronja (pomelo). Sin embargo, no deja de ser una magnífica fuente de esta vitamina. Una taza de piña en trozos, por ejemplo, contiene unos 24 miligramos de vitamina C, el 40 por ciento del DV. El jugo es mejor todavía. Una taza de jugo de piña contiene 60 miligramos, el 100 por ciento del DV.

Cómo maximizar sus poderes curativos

Cómprela fresca. A veces es más práctico y fácil abrir una lata de piña que pelar la fruta fresca, pero si lo que quiere es asentar su estómago esta última es la mejor elección. El calor intenso al que se somete la piña

PIÑA CON CREMA DE ALMENDRAS

1	piña (ananá) grande, pelada
⅔	taza de requesón semidescremado al 1 por ciento
1	cucharada de azúcar
¼	cucharadita de vainilla
¼	cucharadita de extracto de almendra

1. Corte la piña en 8 rebanadas horizontales. Extraiga el centro de cada rebanada con un cuchillo o un molde pequeño para cortar galletas. Ponga 4 de las rebanadas sobre 4 platitos para postre. Pique las rebanadas restantes en trocitos.

2. Ponga el requesón, el azúcar, la vainilla y el extracto de almendra en una licuadora (batidora) o un procesador de alimentos. Muela hasta que la mezcla esté suave y cremosa.

3. Ponga una porción de la cubierta cremosa en el centro de cada rebanada de piña. Esparza los trocitos de piña alrededor de las rebanadas.

POR PORCIÓN:

calorías	**98**
grasa total	**0.9 g**
grasa saturada	**0.3 g**
colesterol	**2 mg**
sodio	**153 mg**
fibra dietética	**1.4 g**

Para 4 porciones

SUGERENCIA DEL CHEF: *Algunos supermercados venden la piña pelada, con o sin centro. Si aún tiene el centro, simplemente sáquelo y tírelo antes de utilizar la fruta.*

al enlatarla destruye la bromelina, dice el Dr. Steven Taussig, un químico investigador retirado de la Universidad de Hawai en Honolulu.

Endulce su plato. La próxima vez que vaya al mercado busque una piña del tipo *Gold*. Esta fruta importada de Costa Rica es particularmente dulce y contiene más de cuatro veces la vitamina C encontrada en los otros tipos de piña.

Tome un poco de jugo. El jugo de piña de lata es una manera excelente de satisfacer su DV de vitamina C. De hecho, 4 onzas (120 ml) de jugo de piña contienen más vitamina C que la misma cantidad de jugo de manzana, arándano agrio (*cranberry*) o tomate.

PLÁTANO

Fuente potente de vitaminas y minerales

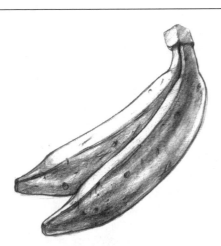

PODERES CURATIVOS

- Baja la presión arterial
- Reduce del riesgo de sufrir enfermedades cardíacas
- Previene y trata las úlceras
- Previene el estreñimiento

Casi todos lo conocemos, y se disfruta hasta en África, donde se usa para elaborar cerveza. Lo único es que, debido a nuestras idiosincrasias lingüísticas, conocemos a él y sus parientes amarillos cercanos bajo varios nombres distintos. Este capítulo se trata del plátano verde, conocido como plátano macho en México. Ahora bien, éste es distinto al plátano amarillo, cuyo sabor es dulce y que es omnipresente en los supermercados. Éste último también se conoce como guineo, cambur, banana o banano. Pero a veces, dependiendo del país y la región dentro del mismo, se aplican estos nombres al plátano verde. Es más, también hay distintos tipos de plátano verde, como el manzano, el pintón y el maduro. A pesar de esta confusión, lo que sí está claro es que lo disfrutamos en grande en el mofongo, el mangú, el fufú, los maduros, los tostones, los patacones y las arañitas, por mencionar unos cuantos deleites. Si acaso la han entrado antojos por uno de estos platillos, pues consiéntese y luego siga leyendo. Resulta que el plátano aporta muchísimos nutrientes para tratar y prevenir varios males, como por ejemplo las enfermedades cardíacas y el dolor de estómago.

Un regalo para el corazón

Cada onza (o gramo) de plátano le gana con creces a su primo, el plátano amarillo, en cuanto a su contenido de potasio. Por lo tanto, si su presión arterial ha estado subiendo y le hace falta bajarla, sería bueno comenzar por un plato de hojuelas de plátano.

EN LA COCINA

El plátano (plátano macho) se parece a la papa en que es muy fácil de preparar. Incluso se aprovecha casi de la misma manera en la cocina: en puré, sofrito (salteado) o al horno. Su suave sabor se lleva muy bien con *omelettes*, sopas o caldos y guisos (estofados).

Los siguientes consejos lo convertirán en un experto a la hora de seleccionar y preparar sus plátanos de la manera más fácil posible.

Elija un color. Al igual que el plátano amarillo (guineo, banana), el plátano empieza su vida de color verde, el cual cambia a amarillo y luego a negro conforme el fruto madura. En todas sus etapas hay que cocinarlo antes de podérselo comer, en eso no hay vuelta de hoja, pero el negro es más dulce que el verde. El que usted prefiera ya es cuestión de gusto personal.

Practique estos puntos para pelar. Corte las puntas del plátano. Realice tres o cuatro cortes a todo lo largo del plátano, atravesando apenas la cáscara. Coloque el plátano en un tazón (recipiente), cubra con agua tibia y deje remojar durante 10 minutos. Meta el pulgar cuidadosamente por los cortes realizados y suavemente desprenda la cáscara del plátano. Ahora lo puede picar en rodajas y cocinarlo.

Fíjese en el tiempo. Definitivamente hay que cocer el plátano hasta que esté suave, pero tampoco es bueno exagerar. Cuando se recuece, suelta un compuesto que provoca un sabor amargo. Por eso, cuando piensa incluirlo en guisos (estofados), *omelettes* u otros platillos, lo mejor es agregarlo hacia el final del proceso de cocción, para evitar que se afecte el sabor.

Cada taza de plátano cocido en rodajas proporciona una verdadera mina de potasio: 716 miligramos, es decir, más o menos el 20 por ciento del Valor Diario (*DV* por sus siglas en inglés). El potasio ya está más que reconocido como el mineral más importante en lo que se refiere a la prevención de las enfermedades cardíacas.

Diversos estudios han demostrado que la carencia de potasio en la alimentación aumenta en mucho el riesgo de padecer hipertensión (presión arterial alta), ataques cardíacos y derrames cerebrales. Una investigación llevada a cabo por científicos de la Universidad de Nápoles en Italia llegó a la conclusión de que el consumo de entre tres y seis porciones diarias de alimentos ricos en potasio, como el plátano, en muchos casos permite reducir o incluso eliminar los medicamentos contra la hipertensión.

Además, una alimentación rica en potasio reduce el riesgo de sufrir un derrame cerebral de manera significativa, hasta en un 40 por ciento en algunos casos. Así lo afirman ciertos investigadores de la Universidad de California en San Diego y de la Escuela de Medicina de la Universidad de Cambridge en Inglaterra.

El plátano también puede mantener su corazón en forma al ayudar a evitar la formación de depósitos en las arterias. Según los investigadores, los alimentos ricos en potasio, como el plátano, al parecer ayudan a impedir que el colesterol lipoproteínico de baja densidad (*LDL* por sus siglas en inglés) se oxide y se pegue a las paredes de las arterias. Es posible que sea una buena manera de protegerse contra la arteriosclerosis, es decir, el endurecimiento de las arterias. Tal es la opinión de David B. Young, Ph.D., profesor de fisiología y biofísica del Centro Médico de la Universidad de Mississippi en Jackson.

"Los estudios indican que se logran efectos importantes con cambios relativamente pequeños", dice el experto. "Sin embargo, no es posible comer demasiados alimentos ricos en potasio, especialmente porque una parte tan grande de nuestra alimentación moderna se somete a demasiados procesos industriales, por lo que es alta en sodio y muy baja en potasio."

Una última palabra sobre la presión arterial: una taza de plátano cocido proporciona aproximadamente 49 miligramos de magnesio, es decir, más del 12 por ciento del DV. Este mineral también ayuda a controlar la presión arterial, sobre todo en las personas sensibles al sodio.

Un bálsamo para la barriga

Si usted estuviera en la India y acudiera al consultorio de un médico a causa de un intenso dolor de estómago, sería más probable que saliera con una bolsita de plátano en polvo que con un frasco del medicamento antiúlcera *Tagamet*.

Aunque los expertos todavía no saben cómo funciona, está probada la capacidad del plátano para prevenir y tratar las úlceras así como para eliminar ciertas molestias de la digestión, como los gases y la indigestión.

"Parece haber un compuesto en los plátanos que forma una capa protectora sobre las paredes del estómago", dice Robert T. Rosen, Ph.D., director asociado del Centro para Tecnología Avanzada de los Alimentos en el Colegio Cook de la Universidad de Rutgers, en New Brunswick, Nueva Jersey. "Sin embargo, hacen falta más investigaciones antes de que sepamos exactamente cómo funciona y cuánto plátano se requiere para este efecto."

Menos hambre y menos calorías

El plátano no es una de las mejores fuentes de fibra, pero se distingue por ser uno de los alimentos que menos calorías contiene por cada gramo de fibra que proporciona. Usted puede obtener más o menos 1 gramo de fibra en sólo $^1/_{10}$ taza de plátano cocido hecho puré, y esta cantidad sólo suma 58 calorías.

Sírvase 1 taza de esta fruta feculenta y tendrá casi 5 gramos de fibra, prácticamente el 20 por ciento del DV. Se ha demostrado que la fibra ayuda a reducir el colesterol y previene muchos problemas digestivos, desde el estreñimiento hasta las hemorroides (almorranas).

La fuerza del folato

Además de sus otras cualidades en lo que se refiere al combate contra las enfermedades, el plátano también está lleno de nutrientes que fortalecen el sistema inmunológico. Y entre más fuerte sea éste, mayor será su capacidad de resistir las enfermedades.

Una taza de plátano cocido y cortado en rodajas, por ejemplo, contiene casi 17 miligramos de vitamina C, es decir, más del 28 por ciento del DV. Entre todas las vitaminas que luchan contra las infecciones y refuerzan el sistema inmunológico, la vitamina C probablemente sea la más conocida.

PLÁTANOS VERDES CON AJO Y TOMILLO

2 plátanos (plátanos machos) verdes grandes

2 tazas de agua

1½ cucharaditas de tomillo

1 cucharadita de pimentón (*paprika*)

¼ cucharadita de sal

4 cucharaditas de aceite de oliva

3 dientes de ajo, picados en trocitos

1. Corte la punta de ambos extremos de los plátanos y tírelas. Corte la cáscara con la punta de un cuchillo a lo largo de la "costura" de cada plátano. Desprenda la cáscara y tírela. Pique en rodajas de ⅛" (3 mm) de grueso.

2. Ponga el agua a hervir a fuego mediano en una sartén antiadherente grande. Agregue el plátano. Tape y hierva a fuego lento durante 15 minutos, o hasta que esté suave. Para saber si está cocido, introduzca la punta de un cuchillo afilado en una rodaja.

3. Saque las rodajas de plátano del agua caliente con unas pinzas o una cuchara calada y ponga sobre toallas de papel para que se escurran. Tire el líquido de la sartén y séquela con toallas de papel.

4. Mezcle el tomillo, el pimentón y la sal en un tazón (recipiente) grande. Agregue las rodajas de plátano y mezcle con las manos hasta que se cubran del todo.

5. Agregue el aceite a la sartén y ponga a calentar a fuego mediano-alto. Agregue las rodajas de plátano y extiéndalas de manera uniforme en la sartén. Fría de 2 a 3 minutos, o hasta que el plátano se dore en la parte de abajo. Voltee. Esparza el ajo sobre el plátano. Fría de 2 a 3 minutos más, o hasta que el plátano se dore en la parte de abajo. Mezcle suavemente para cubrirlo con el ajo.

Para 4 porciones

SUGERENCIA DEL CHEF: *Tal vez le resulte más fácil pelar los plátanos si los corta horizontalmente a la mitad.*

POR PORCIÓN:	
calorías	**137**
grasa total	**4.9 g**
grasa saturada	**0.8 g**
colesterol	**0 mg**
sodio	**138 mg**
fibra dietética	**2 g**

La misma taza de plátano en rodajas también proporciona 40 microgramos de folato, el 10 por ciento del DV; 0.4 miligramo de vitamina B_6, o sea, el 20 por ciento del DV; y 1,400 unidades internacionales (*IU* por sus siglas en inglés) de vitamina A, el 28 por ciento del DV.

Y todo eso, ¿para qué sirve? El folato hace falta para el crecimiento normal de los tejidos y posiblemente proteja contra el cáncer, las enfermedades cardíacas y los defectos de nacimiento. La vitamina B_6 es imprescindible para que su sistema nervioso funcione en las mejores condiciones y para reforzar la inmunidad. La vitamina A también aumenta la inmunidad, además de evitar problemas de visión nocturna así como problemas de la visión relacionados con el envejecimiento, como la degeneración macular.

Cómo maximizar sus poderes curativos

Valore el verde. Si quiere comer plátano para prevenir las úlceras o acelerar la cicatrización de una úlcera, los expertos recomiendan el plátano verde aún no maduro. Al parecer contiene una mayor cantidad de enzimas curativas que el plátano amarillo o negro ya maduro.

QUIMBOMBÓ

Cuida contra el cáncer

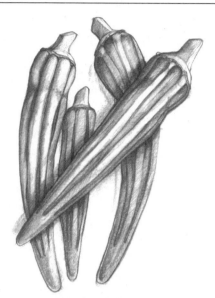

PODERES CURATIVOS

- Previene el cáncer

- Ayuda con los resfriados

- Reduce el riesgo de sufrir enfermedades cardíacas

- Previene el estreñimiento

Traído a América por los esclavos africanos, esta verdura, también conocido como quingambó y calalú, no es parte de todas las cocinas latinas. Por ejemplo, en México no se conoce. Sin embargo, sí se disfruta mucho en el Caribe y en países latinos como Venezuela, donde se prepara en un guiso (estofado) con harina o en sopas. Y como muchas de las comidas en este libro, es un alimento que debemos aprovechar más, puesto que está repleto de vitaminas y fibra, más nos ayuda a evitar el cáncer.

Una promesa de protección

El quimbombó contiene un compuesto que según los investigadores promete combatir el cáncer. Este compuesto, llamado glutatión, ataca dicho mal de dos maneras. Es un antioxidante, lo cual significa que contrarresta los efectos de los radicales libres, unas moléculas inestables de oxígeno que pueden dañar las células saludables y volverlas cancerosas. Además, el glutatión impide que los carcinógenos, es decir, las sustancias químicas que causan cáncer, lesionen el ADN, el programa químico que les dice a las células cómo deben de funcionar. El glutatión aleja los carcinógenos de las células, se los lleva a la orina y de esta manera termina por sacarlos del cuerpo.

Un estudio llevado a cabo con más de 1,800 personas permitió a algunos investigadores de la Universidad de Emory descubrir que quienes consumían la mayor cantidad de glutatión —el cual no se encuentra sólo en el quimbombó sino también en la sandía (melón de agua), el aguacate (palta) y la toronja (pomelo)— tenían un 50 por ciento menos probabilidades de sufrir cáncer de la boca y la garganta que los que mostraban un bajo índice de este compuesto.

El quimbombó no es la mejor fuente de glutatión, pero tampoco es la peor. En un estudio realizado por la Universidad de Louisville en Kentucky,

EN LA COCINA

Aunque el quimbombó (guingambó, calalú) no sea la verdura más linda o rica de la mesa, sí hay maneras de realzar su sabor al máximo.

Súbale al fuego. La cantidad de jugo producido por el quimbombó se reduce cuando la verdura se cocina rápidamente. Esto evita que sus jugos se espesen.

Pero no lo recueza. El jugo del quimbombó se pone muy pegajoso si la verdura se cocina demasiado. Cocínelo hasta que apenas se suavice, retírelo del fuego y sirva.

Espese el caldo. Basta con cortar los tallos del quimbombó o con picarlo en rodajas antes de cocinarlo para espesar cualquier caldo, sopa o guiso (estofado). Si no le gusta espeso, añada el quimbombó entero durante los últimos 10 minutos del tiempo de cocción.

Cómprelo fresco. Con el tiempo el quimbombó se pone duro y fibroso. Linda Eck, R.D., profesora adjunta de psicología en la Universidad de Memphis en Tennessee, recomienda que al comprar esta verdura la someta a la prueba de la uña. Si su uña no atraviesa la cáscara de la vaina con facilidad, está demasiado duro para comerse.

En los estados del sur de los Estados Unidos hay quimbombó fresco durante todo el año. En el resto del país, la mejor temporada para comprarlo es entre mayo y octubre.

se llevaron a cabo mediciones de los niveles de glutatión presentes en los distintos alimentos. El quimbombó ocupó una posición a media tabla, señala Calvin A. Lang, Sc.D., profesor de bioquímica en la Escuela de Medicina de la Universidad de Louisville.

Los investigadores no están seguros de cuánto glutatión hace falta para asegurar la buena salud, pero lo que sí saben es que entre más glutatión se consume, mejor. "Si usted mantiene su glutatión en un nivel alto, reduce su riesgo de contraer una enfermedad seria", dice el Dr. Lang.

Fuente de diversos nutrientes

El quimbombó contiene toda una mezcolanza de elementos. La vitamina C encabeza la lista. Media taza de quimbombó contiene más de 13 miligramos de esta vitamina, o sea, el 22 por ciento del Valor Diario (*DV* por sus siglas en inglés). La vitamina C es un poderoso antioxidante. Se ha demostrado que lucha contra el cáncer, previene las enfermedades cardíacas e incluso ayuda a aliviar el resfriado (catarro) común.

El quimbombó también proporciona una buena cantidad de magnesio. Media taza de la verdura cocida contiene más o menos 46 miligramos de este mineral, el 11 por ciento del DV. Es posible que el magnesio ayude a evitar las enfermedades cardíacas, combatir el síndrome de fatiga crónica, bajar la presión arterial, prevenir la diabetes y retardar la pérdida de tejido óseo.

Además, según Belinda Smith, R.D., dietista investigadora del Centro Médico del Departamento de Veteranos en el Colegio de Medicina de la Universidad de Kentucky en Lexington, el quimbombó es una buena fuente de fibra. Media taza de esta verdura, congelada o cocida, contiene más o menos 2 gramos de fibra, el 8 por ciento del DV. Esta cantidad equivale más o menos a media taza de zanahoria cruda o de manzana.

El quimbombó tiene dos tipos de fibra, y cada una aporta diferentes beneficios a la salud. La fibra soluble reduce el colesterol y ayuda a mantener bajo control los síntomas de la diabetes. Además, puede ayudar a controlar el peso por el volumen que hace en el estómago, el cual contribuye a producir una sensación de saciedad. Por su parte, se ha demostrado que la fibra insoluble ayuda a prevenir el cáncer de colon, así como algunos trastornos de la digestión, tales como el estreñimiento.

QUIMBOMBÓ CRIOLLO

1 libra (448 g) de quimbombó (quingambó, calalú) fresco

1½ tazas de cebolla picada

1 lata de 16 onzas (448 g) de tomate (jitomate) de sodio reducido (con su jugo)

½ cucharadita de albahaca

½ cucharadita de salsa de chile picante

½ cucharadita de azúcar morena (mascabado) clara, empacada

¼ cucharadita de tomillo

⅛ cucharadita de sal

POR PORCIÓN:	
calorías	**81**
grasa total	**0.6 g**
grasa saturada	**0.1 g**
colesterol	**0 mg**
sodio	**92 mg**
fibra dietética	**5.7 g**

1. Limpie el quimbombó y pique en rodajas de ½" (1 cm). Rocíe una cacerola grande con aceite antiadherente en aerosol. Agregue la cebolla y fría a fuego mediano de 7 a 8 minutos, revolviendo con frecuencia, hasta que esté levemente dorada.

2. Mientras tanto, escurra el tomate en un colador fino colocado encima de un tazón (recipiente) mediano; ponga su jugo aparte. Aplaste el tomate levemente con una cuchara.

3. Agregue el tomate a la cacerola. Agregue la albahaca, la salsa de chile picante, el azúcar morena, el tomillo, la sal y ¼ taza del jugo de tomate reservado y revuelva. Cocine durante 2 minutos sin dejar de revolver.

4. Agregue el quimbombó. Cocine de 10 a 15 minutos, revolviendo con frecuencia, hasta que el quimbombó esté suave. Vaya agregando el jugo de tomate restante según sea necesario para evitar que el quimbombó se pegue.

Para 4 porciones

SUGERENCIA DEL CHEF: *Si no consigue quimbombó fresco, use el congelado. No lo descongele antes de usarlo. Agregue 2 ó 3 minutos al tiempo de cocción.*

Cómo maximizar sus poderes curativos

Venza la grasa con vapor. El quimbombó tradicionalmente se sirve frito, lo cual agrega una enorme cantidad de grasa a la alimentación.

En cambio, Smith recomienda prepararlo al vapor. No hay necesidad de usar grasa cuando la verdura se puede cocinar con calor húmedo. Además, en comparación con otras técnicas de cocción, este método tiene la ventaja de conservar una mayor cantidad de nutrientes.

Consérvelo para caldos. Cuando se cocina, el quimbombó produce un líquido espeso y baboso que representa una rica fuente de nutrientes. En lugar de tirar este líquido, aprovéchelo como una forma natural de espesar los caldos que prepare con el mismo quimbombó, así como otros guisos (estofados) y sopas.

QUINUA

El gran grano peruano

Hace siglos, en lo alto de la sierra peruana, los incas comían un grano tan importante que lo llamaron quinua, nombre que literalmente significa "la madre de todos los granos".

Cualquier grano es bueno para la salud, pero la quinua sobresale entre todos. Contiene más proteínas que sus semejantes y es una fuente tan rica y equilibrada de nutrientes esenciales que los expertos en alimentos la han nombrado el supergrano del futuro.

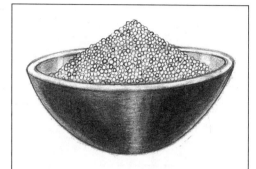

PODERES CURATIVOS

• Combate la fatiga

• Previene la anemia

• Regula la presión arterial

Proteínas en abundancia

Entre los granos, la quinua es uno de los que más proteínas contiene. Además, a diferencia de la mayoría de los granos, las proteínas de la quinua son completas. Esto significa que contienen los nueve aminoácidos que el cuerpo necesita obtener a través de los alimentos, según lo explica Diane Grabowski-Nepa, R.D., dietista y asesora en nutrición del Centro Pritikin para la Longevidad ubicado en Santa Mónica, California. Por lo tanto, la quinua resulta ideal para las personas que han reducido la cantidad de carne que comen y que por ello posiblemente tengan problemas para satisfacer su necesidad de proteínas.

Media taza de quinua cocida proporciona 5 gramos de proteínas, el 10 por ciento del Valor Diario (*DV* por sus siglas en inglés). "Es particularmente alta en el aminoácido lisina", dice Grabowski-Nepa. La lisina es importante para ayudar a los tejidos a crecer y a repararse.

Una gran fuente de energía

La sangre necesita hierro para transportar el oxígeno. Cuando la alimentación no contiene una cantidad suficiente de hierro, los glóbulos rojos hasta llegan a encogerse, lo cual reduce la cantidad de oxígeno que pueden transportar. El corazón y los pulmones tienen que trabajar más duro para compensar la diferencia. Con el tiempo, este esfuerzo adicional produce fatiga.

La quinua se encarga de reponer esas energías perdidas. "La mayoría de los granos tienen poco hierro, pero la quinua es una fuente muy buena", dice Grabowski-Nepa. Media taza de quinua cocida, por ejemplo, contiene 4 miligramos de hierro, lo cual corresponde al 40 por ciento de la Asignación Dietética Recomendada (*RDA* por sus siglas en inglés) para los hombres, y al 27 por ciento de la RDA para las mujeres.

EN LA COCINA

Mientras que el trigo, el arroz y otros granos se preparan todos de manera semejante, la quinua es más pequeña y delicada y exige un trato diferente. Los *chefs* recomiendan lo siguiente:

Lávela bien. Al crecer la quinua, le sale una capa protectora natural llamada "saponina", la cual a veces tiene un sabor algo amargo. Lave la quinua antes de cocerla para eliminar cualquier residuo de esta sustancia.

Fíjese en el reloj. La quinua tarda menos en cocerse que otros cereales. Además, como es tan delicada, si se recuece queda casi como papilla. No es difícil lograr la consistencia exacta. Ponga a hervir 2 tazas de agua, agregue 1 taza de quinua, baje el fuego a lento y cocine de 10 a 15 minutos con la olla tapada, hasta que los granos estén suaves y hayan absorbido todo el líquido.

Use poca y coma mucha. Algunas personas se espantan por el precio de la quinua, que sale bastante más cara que otros granos. Sin embargo, se esponja mucho cuando se cocina, llegando a alcanzar hasta cuatro veces su volumen original. Por lo tanto, incluso pequeñas cantidades de quinua rinden mucho.

Aparte de ayudar con la fatiga, este hierro adicional aportado por quinua puede ayudar a prevenir la anemia, una enfermedad que puede ser causada por la deficiencia de hierro. (Para más información, véase "Anemia" en la pagina 117.)

ENSALADA DE QUINUA Y GARBANZO AL ESTILO DEL SUDOESTE

1	taza de quinua
1¾	tazas de agua
4	cucharaditas de aceite de oliva
1	taza de garbanzos de lata, lavados y escurridos
1	tomate (jitomate) mediano, sin semilla y picado
3	cucharadas de jugo de limón verde (lima) fresco
2	cucharadas de cilantro fresco picado en trocitos
½	cucharadita de comino molido
1	diente de ajo, picado en trocitos
⅛	cucharadita de sal

1. Ponga la quinua en un colador fino y enjuague bien con agua fría. Escurra y pase a una cacerola mediana.

2. Agregue el agua y ponga a fuego mediano hasta que rompa a hervir. Tape, baje el fuego a lento y hierva durante 15 minutos, o hasta que la quinua esté suave, pero un poco crujiente todavía. Si no ha terminado de absorber toda el agua, escúrrala con un colador fino.

3. Ponga la quinua en un tazón (recipiente) mediano. Rocíe con el aceite y mezcle bien. Agregue los garbanzos, el tomate, el jugo de limón verde, el cilantro, el comino, el ajo y la sal. Mezcle muy bien.

Para 4 porciones

POR PORCIÓN:

calorías	**271**
grasa total	**8.4 g**
grasa saturada	**0.9 g**
colesterol	**0 mg**
sodio	**219 mg**
fibra dietética	**6.4 g**

Un estímulo para la circulación

Además de ser una verdadera mina de hierro, la quinua proporciona otros dos nutrientes, magnesio y riboflavina, que ayudan a la sangre a trabajar de manera más eficiente.

Las personas que no obtienen una cantidad suficiente de magnesio en su alimentación corren mayor peligro de sufrir de hipertensión (presión arterial alta). De hecho, los médicos han descubierto que cuando las personas con un índice bajo de magnesio empiezan a satisfacer sus necesidades de este nutriente, su presión arterial baja, su sangre se vuelve menos propensa a coagularse y los latidos de su corazón son más regulares.

La quinua puede ayudar a devolver su nivel de magnesio a condiciones saludables para su corazón. Media taza del grano cocido contiene 90 miligramos de magnesio, el 22 por ciento del DV.

Cómo maximizar sus poderes curativos

Explore las posibilidades. Por no saber qué hacer con ellos, muchas personas sólo utilizan los granos para acompañar otros platos. La quinua es blanda y algo desabrida, por lo cual combina bien casi con cualquier otro alimento. Agregue quinua a sus sopas, pastas o rellenos y le resultará fácil enriquecer su alimentación diaria con la fuerza nutritiva de este grano, recomienda Grabowski-Nepa.

Manténgala fría. A diferencia de la mayoría de los granos, que se conservan muy bien, la quinua se echa a perder muy rápidamente. A fin de conservar sus nutrientes y sabor, lo mejor es comprarla en cantidades pequeñas y guardarla en un recipiente hermético en el refrigerador u otro lugar fresco y oscuro.

TOMATES

Protección para la próstata

Aunque hoy en día son alimentos bastante universales, cuando se piensa en los tomates (jitomates), mucha gente los asocia con Italia, ya que se usan tanto con las ricas pastas de ese país, y algunos hasta piensan que son de allá. En realidad, los tomates son originarios del Perú y Ecuador. Para el tiempo que llegaron los conquistadores, ya se disfrutaban en muchas de las tierras que hoy en día constituyen América Latina. Los españoles los llevaron a Europa, pero tomó tiempo para que llegaran a ser populares. Igual que las papas, los tomates son parientes de la venenosa belladona, y la gente pensaba que eran nocivos. Lo mismo ocurrió en los Estados Unidos y no fue hasta el siglo XX que se hicieron populares.

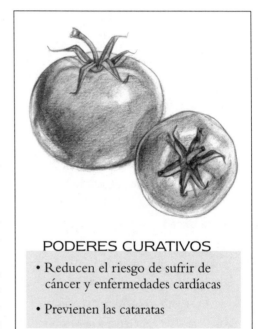

PODERES CURATIVOS

• Reducen el riesgo de sufrir de cáncer y enfermedades cardíacas

• Previenen las cataratas

En cambio, en América Latina, siempre fueron parte de la alimentación de la gran mayoría de los países. Se empleaba en salsas sabrosas, ensaladas, y hasta en dulces como el dulce de tomate de la República Dominicana. Aunque los hemos disfrutado como un ingrediente o como acompañante y no como plato principal, quizás ya sea la hora que eso cambie. Resulta que los tomates, tan sencillos y sabrosos como son, también son una especie de superalimento, ya que contienen compuestos anticánceres y anticataratas. Además, ayudan a proteger el corazón. Por lo tanto, ¿por qué no se prepara una ensaladita antes de seguir leyendo?

Protección para las células

El tomate contiene un pigmento rojo llamado licopeno. Al parecer este compuesto actúa como antioxidante, lo cual quiere decir que ayuda a neutralizar unas moléculas de oxígeno conocidas como radicales libres, las cuales pueden llegar a dañar las células. Hasta hace poco se hacía menos caso de los poderes curativos del licopeno que de los de otro pigmento mucho más estudiado, el betacaroteno. Sin embargo, algunas investigaciones más recientes indican que las armas del licopeno en la lucha contra el cáncer posiblemente sean dos veces más poderosas que las del betacaroteno.

Al llevar a cabo una investigación grande que abarcó a casi 48,000 hombres, un grupo de científicos de Harvard descubrió que los que comían por los menos 10 porciones de tomate a la semana, ya sea crudo, cocido o en salsa, reducían en un 45 por ciento su riesgo de sufrir de cáncer de la próstata. Diez porciones tal vez suenen como mucho, pero lo más probable es que usted ya esté comiendo esta cantidad, repartida a lo largo de la semana. Al fin y al cabo, una porción equivale a sólo media taza de salsa de tomate, que es más o menos lo de una rebanada de pizza.

AVISO

Por muy nutritivos que sean los tomates (jitomates), algunas personas deben pensarlo dos veces antes de comérselos.

Es bastante común la alergia al tomate. Según el Dr. Richard Podell, profesor clínico del departamento de medicina familiar en la Escuela de Medicina Robert Wood Johnson de New Providence, Nueva Jersey, esta alergia se manifiesta mediante síntomas como urticaria (ronchas), asma y dolor de cabeza.

El asunto se vuelve particularmente grave si usted tiene una alergia a la aspirina. En este caso, es muy importante que evite los tomates, por lo menos hasta que consulte con su médico. Aunque la mayoría de las personas sensibles a la aspirina no tienen ningún problema con los salicilatos de los alimentos, usted pudiera ser la excepción, y la reacción alérgica llega a tener consecuencias bastante serias o incluso fatales, advierte el Dr. Podell.

"El licopeno es un antioxidante muy fuerte", dice el Dr. Meir Stampfer, coautor del estudio mencionado y profesor de epidemiología y nutrición en la Escuela de Salud Pública de Harvard. "Por algún motivo, el licopeno se concentra en la próstata. Los hombres cuyo índice de licopeno en la sangre es alto tienen menos riesgo de sufrir de cáncer de la próstata."

Las virtudes del tomate no sólo benefician a la próstata. Al realizar diversos estudios de laboratorio, unos investigadores israelíes encontraron que el licopeno también es un fuerte inhibidor de las células del cáncer de mama, de pulmón y de la mucosa uterina.

Nuevos descubrimientos

Es posible que en un futuro no muy lejano los médicos empiecen a recomendar consumir el tomate como una forma de prevenir el cáncer de pulmón. El tomate contiene dos poderosos compuestos, el ácido cumarínico y el ácido clorogénico. Es posible que ambos ayuden a bloquear los efectos de las nitrosaminas, unos compuestos causantes de cáncer que se forman en el cuerpo de manera natural y que se distinguen, además, por ser "los carcinógenos más potentes del humo del tabaco", en opinión de Joseph Hotchkiss, Ph.D., profesor de química de los alimentos y toxicología en la Universidad de Cornell en Ithaca, Nueva York.

Hasta hace poco, los científicos creían que la vitamina C de las frutas y las verduras era la que se encargaba de neutralizar estos peligrosos compuestos. Sin embargo, un estudio llevado a cabo por el Dr. Hotchkiss y sus colegas reveló que los tomates bloquean la formación de nitrosaminas aun cuando se les ha extraído toda su vitamina C.

Los benéficos ácidos cumarínico y clorogénico del tomate también se encuentran en otras frutas y verduras, como la zanahoria, el pimiento (ají, pimiento morrón) verde (*green pepper*), la piña (ananá) y la fresa. El Dr. Hotchkiss sospecha que el hecho de que las personas que comen más frutas y verduras enfrentan un menor riesgo de contraer cáncer se debe en parte a la acción de estos compuestos.

Aporta un montón de nutrición

El limón y el limón verde (lima) no son las únicas frutas con un alto contenido de vitamina C. El tomate también contiene una gran cantidad de esta poderosa vitamina, la cual, según se ha demostrado, ayuda a aliviar todo tipo de afecciones, desde las cataratas y el cáncer hasta las enfermedades cardíacas. Un tomate mediano proporciona casi 24 miligramos de vitamina C, es decir, el 40 por ciento del Valor Diario (*DV* por sus siglas en inglés) de este nutriente.

El tomate también es una buena fuente de vitamina A, la cual, según se ha probado, refuerza el sistema inmunológico y ayuda a prevenir el cáncer. De un tomate mediano se obtienen 766 unidades internacionales (*IU* por sus siglas en inglés) de vitamina A, o sea, el 15 por ciento del DV.

Por si fuera poco, un tomate también proporciona 273 miligramos

EN LA COCINA

En el mes de febrero, los jugosos tomates (jitomates) recién cosechados que disfrutó el verano anterior no son más que vagos recuerdos. Pero no se desanime. El tomate secado al sol es una excelente manera de reproducir aquel delicioso sabor a lo largo del año, incluso cuando no es temporada de tomates frescos.

Lo único malo es que el tomate secado al sol a veces sale bastante caro. Mejor séquelo usted mismo y podrá disfrutar su rico sabor sin que lo resienta su monedero. A continuación le diremos cómo.

1. Lave los tomates muy bien y córteles los extremos del tallo y el opuesto.

2. Ponga cada tomate de lado y corte en rebanadas de ¼ pulgada (6 mm).

3. Ponga las rebanadas sobre una bandeja de hornear y meta al horno a 120° ó 140°F (50° ó 61°C) durante 24 horas. El tomate estará listo cuando esté correoso pero aún flexible.

4. Guarde el tomate seco en pequeños frascos, bolsas de plástico para el congelador o recipientes de plástico y métalo al refrigerador o congelador hasta que lo vaya a consumir. Si utiliza frascos de vidrio, asegúrese de que estén a temperatura ambiente antes de meterlos al congelador, para evitar que se rompan.

5. Bote los pedazos de tomate a los que les salgan manchas negras, amarillas o blancas. Posiblemente se trate del moho que a veces aparece durante el proceso de secado.

CLÁSICA SALSA DE TOMATE

2 cucharaditas de aceite de oliva

1 taza de cebolla picada

2 dientes de ajo, picados en trocitos

1 lata de 28 onzas (784 g) de tomate (jitomate) aplastado con puré de tomate

2 cucharadas de pasta de tomate sin sal

1½ cucharaditas de albahaca

½ cucharadita de tomillo

1. Ponga el aceite a calentar a fuego mediano-bajo en un caldero (caldera) de hierro para asar (*Dutch oven*). Agregue la cebolla y el ajo. Revolviendo de vez en cuando, fría durante 8 minutos o hasta que la cebolla esté suave. Agregue el tomate, la pasta de tomate, albahaca y el tomillo.

2. Tape parcialmente y cocine a fuego mediano durante 30 minutos, o hasta que el tomate esté suave.

Para 4 tazas

SUGERENCIA DEL *CHEF:* *Esta salsa es el complemento perfecto para pasta, cuscús, arroz o papas al horno.*

POR PORCIÓN:	
calorías	**111**
grasa total	**2.4 g**
grasa saturada	**0.3 g**
colesterol	**0 mg**
sodio	**495 mg**
fibra dietética	**4.4 g**

de potasio, lo cual equivale al 8 por ciento del DV. Además, contiene 1 gramo de hierro, el 7 por ciento de la Asignación Dietética Recomendada (o *RDA* por sus siglas en inglés) para las mujeres y el 10 por ciento de la RDA para los hombres. Aunque esta cantidad de hierro es relativamente pequeña, el cuerpo absorbe este elemento de manera muy eficaz cuando se ingiere junto con vitamina C, nutriente que el tomate ofrece en abundancia.

Cómo maximizar sus poderes curativos

Selecciónelo según su color. Al escoger el tomate fresco, compre el más rojo que pueda encontrar. El tomate rojo y maduro llega a tener hasta cuatro veces más betacaroteno que el verde aún no maduro.

Busque la comodidad. No es necesario comprar el tomate fresco —ni tampoco esos impostores pálidos que aparecen en el super alrededor de febrero— para aprovechar sus poderes curativos. El licopeno aguanta las altas temperaturas utilizadas en los procesos industriales de elaboración. Por lo tanto, el tomate de lata y la salsa de tomate conservan su dosis completa de este valioso compuesto.

Fríalo un poco. El licopeno del tomate se encuentra en las paredes celulares. Al freír el tomate con un poco de aceite, sus paredes celulares revientan y el poder curativo del licopeno se libera en mayores cantidades.

Agregue un poco de grasa. "Si come el tomate con un poco de grasa, como aceite de oliva, absorberá mejor el licopeno", indica el Dr. Stampfer.

YUCA

Sabor para la sangre

También conocida como mandioca y guacamote, este tubérculo feculento con su cáscara de color café y su pulpa de color hueso es popular en muchas cocinas caribeñas, en particular en los del Caribe. No se debe confundir con la *yucca*, una planta de hoja perenne que es la flor oficial del estado de Nuevo México en los Estados Unidos. En Latinoamérica se prepara hervida, asada o frita. Por ejemplo, los cubanos la hierven y luego la sazonan con una salsa de ajo llamada mojo. Los panameños también la hierven, pero la hacen puré y luego rellenan este puré con carne de res para hacer las ricas carimañolas. Los puertorriqueños también la disfrutan en

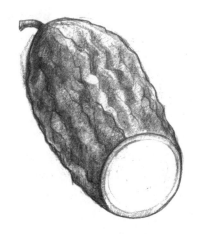

PODERES CURATIVOS

• Ayuda a prevenir la anemia

• Previene las enfermedades cardíacas

• Previene las cataratas

• Mantiene terso el cutis

sus famosísimos pasteles. Y ahora, gracias a los jóvenes *chefs* latinos en los Estados Unidos que han creado una cocina latina *gourmet* llamada "Nuevo Latino", los norteamericanos están probando y disfrutando de la yuca. Lo irónico es que muchos de ellos ya la han saboreado con gusto sin ni siquiera darse cuenta. Resulta que la yuca se usa para preparar un tipo de pudín llamado *tapioca* que se come mucho en los Estados Unidos.

Quizás no sepan esto tampoco, pero les conviene mucho a los norteamericanos adoptar esta cura de la cocina latina, que después de la papa es la verdura que más se cosecha en el mundo. Simplemente, la yuca es muy saludable. Contiene cantidades extraordinarias de hierro, así como la vitamina C necesaria para que su cuerpo absorba este nutriente. Además, se trata de una fuente excelente de magnesio, el cual hace falta para proteger los huesos, el corazón y las arterias, y también para controlar la presión arterial.

Hierro para las mujeres

El hierro es un mineral esencial para que las células de todo el cuerpo reciban el oxígeno que necesitan. Los hombres rara vez tienen problemas

EN LA COCINA

La yuca es un alimento muy común en algunas partes de Latino-américa, pero también hay lugares donde se desconoce por completo. Si usted nunca la ha preparado, no se preocupe. Es tan fácil como cocinar una papa.

1. Para pelar la yuca, córtela primero en pedazos de 2 a 3 pulgadas (5 a 7 cm). Con un cuchillo de pelar (mondar), realice un corte en la cáscara (atravesando las dos capas de la misma). Entonces meta el cuchillo entre la pulpa blanca y la cáscara para aflojar a ésta última. Después tome el pedazo suelto de cáscara aflojada con los dedos y jale para desprenderla.

2. Corte cada pedazo a la mitad a lo largo y quite la fibra dura que tiene en el centro.

3. Ponga los pedazos de yuca en una olla honda y cubra con agua fría. Deje que rompa a hervir y luego baje el calor para mantener un hervor suave y constante.

4. Después de 20 minutos, fíjese si la yuca está cocida. Para ello, introduzca un cuchillo afilado y delgado en la pulpa blanca. Si la penetra fácilmente, el pedazo está listo. (No todos los pedazos se cocinan en el mismo tiempo, así que lo mejor será que los revise uno por uno.)

5. Escurra y sirva como si fuera papa: en trozos, en puré o aderezada con lo que se le antoje.

para cubrir sus necesidades de hierro a través de la alimentación. Las mujeres en edad fértil, por el contrario, pierden mucho hierro debido a la menstruación. De hecho, es posible que las reservas de hierro del 30 por ciento de las mujeres que viven en los Estados Unidos estén bajas, dice la Dra. Sally S. Harris, miembro del profesorado clínico de la Escuela de Medicina de Stanford. Un bajo índice de hierro se manifiesta con cansancio y agotamiento. Si este estado se prolonga, puede derivar en anemia por insuficiencia de hierro.

El hierro se obtiene muy fácilmente de la carne, pero a la mayoría de nosotros nos conviene reducir nuestro consumo de carne. Sin embargo, si acudimos a las verduras, estas presentan dos problemas cuando se trata del hierro: en primer lugar, no contienen mucho, y en segundo, el tipo de hierro que ofrecen (el cual se llama hierro no hemo) no es absorbido fácilmente por el cuerpo, a menos que al mismo tiempo se tome vitamina C.

Sin embargo, lo bueno que tiene la yuca es que es una verdadera mina de hierro. Media taza de yuca cocida contiene más de 2 miligramos de hierro, cantidad que equivale al 13 por ciento de la Asignación Dietética Recomendada (o *RDA* por sus siglas en inglés) para las mujeres, o bien al 20 por ciento de la RDA para los hombres. Además, contiene grandes cantidades de vitamina C: casi 21 miligramos, es decir, el 35 por ciento del Valor Diario (*DV* por sus siglas en inglés). Gracias a esa vitamina, el cuerpo absorbe el hierro con mucha más facilidad.

Otros beneficios

Además de que la vitamina C de la yuca le ayuda al cuerpo a aprovechar el hierro, se ha demostrado que es un nutriente muy poderoso que previene las enfermedades cardíacas, el cáncer y algunas afecciones que aparecen cuando envejecemos, como las cataratas. Además, la vitamina C ayuda al cuerpo a producir colágeno, la sustancia que mantiene tersa la piel. También se ha probado que reduce la duración y la intensidad de los resfriados (catarros), así como de otras infecciones virales.

Los poderes curativos de la yuca no se agotan con las vitaminas que contiene. Lo saben muy bien en algunas regiones amazónicas, donde se prepara un cataplasma (emplasto, fomento) de yuca para tratar los enfriamientos y la fiebre y para aliviar el dolor muscular. En la misma parte del mundo, la esterilidad femenina se trata con un baño de yuca.

YUCA CON AJO

1 yuca mediana de aproximadamente 1¾ libras (784 g)

¼ taza de leche descremada

¼ cucharadita de sal

2 cucharadas de aceite de oliva extra virgen

4 dientes de ajo, picados en trocitos

jugo de ½ limón verde (lima)

pimienta negra molida

pimienta roja molida (opcional)

1. Corte la yuca en pedazos de 2" (5 cm) con un cuchillo grande. Pélelos. Corte cada pedazo en cuatro trozos a lo largo y luego extraiga la fibra dura del centro. Tire la cáscara y la fibra.

2. Ponga la yuca en una cacerola grande y cubra con agua fría. Agregue la leche y la sal y revuelva. Deje que rompa a hervir a fuego mediano y luego baje a lento.

3. Hierva de 25 a 35 minutos, o hasta que la yuca se sienta suave al picarla con un cuchillo. La yuca no se cocina de manera uniforme, de manera que algunos trozos tal vez tarden más que otros. Empiece a revisar a los 25 minutos, introduciendo la punta de un cuchillo afilado en cada pedazo. La yuca debe verse feculenta, con las orillas ligeramente traslúcidas. Escurra.

4. Ponga 1 cucharada de aceite a calentar a fuego mediano-alto en una sartén antiadherente grande. Agregue el ajo y luego la yuca. Fría, revolviendo constantemente, durante 5 minutos, o hasta que la yuca empiece a dorarse. Retire del calor. Rocíe con la cucharada restante de aceite. Esparza encima el jugo de limón verde. Sazone a gusto con pimienta negra y pimienta roja.

Para 4 porciones

SUGERENCIA DEL *CHEF*: *La yuca, servida como si fuera papa, sabe deliciosa como acompañamiento para un guiso (estofado) de frijoles (habichuelas) negros u otro plato condimentado de legumbres.*

POR PORCIÓN:

calorías	**201**
grasa total	**7.2 g**
grasa saturada	**1 g**
colesterol	**0 mg**
sodio	**150 mg**
fibra dietética	**1.9 g**

SEGUNDA PARTE

Curas de la cocina latina para enfermedades comunes

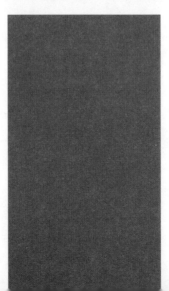

ANEMIA

Cómo tener una constitución de hierro

En griego, la palabra *anemia* significa "sin sangre", pero eso es una exageración. Los anémicos tienen mucha sangre. Lo que pasa es que sus glóbulos rojos no son capaces de transportar una carga completa de oxígeno, el cual hace falta para que el cuerpo tenga energía.

Hay muchas formas de anemia. La más común es la anemia por insuficiencia de hierro. Cuando no se obtiene una cantidad suficiente de hierro a través de la alimentación o bien se pierde sangre —durante la menstruación, por ejemplo—, la capacidad de la sangre para transportar oxígeno puede disminuir de una manera significativa. Y el cuerpo definitivamente lo resiente. La anemia produce una sensación de letargo y debilita el cuerpo. La persona afectada puede sentirse aturdida y siempre tener frío.

Se calcula que más o menos la tercera parte de las mujeres en los Estados Unidos tienen reservas bajas de hierro y corren el peligro de que les dé anemia. Lo bueno es que este problema es muy fácil de remediar. Y se cura con un medicamento muy agradable: la comida.

Necesidades, números y fuentes férreas

Las mujeres en edad fértil necesitan 15 miligramos de hierro al día para asegurar su buena salud. Una vez que pasan de la menopausia sólo requieren 10 miligramos, al igual que los hombres. A las mujeres embarazadas, por el contrario, les hace falta una cantidad mucho mayor: 30 miligramos al día. Es prácticamente imposible obtener tanto hierro a través de la alimentación, por lo que muchos médicos obstétricos les recetan suplementos de hierro.

¿Y el resto de la población? ¿Puede satisfacer sus necesidades de hierro a través de la alimentación? Si usted come pescado y todo tipo de carne, incluyendo la de aves, en realidad no es tan difícil. Todos estos alimentos contienen cantidades considerables de hierro. Tres onzas (84 g) de mejillón azul al vapor, por ejemplo, contienen 6 miligramos de hierro. Una porción de 3 onzas de bistec *top round* magro asado contiene 3 miligramos de hierro, y la misma cantidad de carne blanca de pavo asada, por su parte, proporciona 1 miligramo de hierro.

Si usted come poca carne o ninguna, por el contrario, tendrá que cuidar su alimentación un poco más. El problema no es que las verduras no tengan hierro. Media taza de calabaza (calabaza de Castilla) de lata, por ejemplo, contiene 2 miligramos de hierro. La misma porción de frijoles (habichuelas) colorados o de lentejas proporciona 3 miligramos de hierro. Como usted puede ver, el problema de estos alimentos no es la cantidad total de hierro que proporcionan. Entonces, ¿cuál es? Se trata de algo que se llama "biodisponibilidad".

Cómo mejor absorber su poder

El término "biodisponibilidad" se refiere a la capacidad de nuestro cuerpo para absorber los nutrientes que comemos. En el caso del hierro, existen dos tipos con niveles de biodisponibilidad muy diferentes. El compuesto de hierro que se encuentra en la carne, el pescado y los mariscos se llama hierro hemo, y el cuerpo lo absorbe fácilmente. El hierro encontrado en los alimentos de origen vegetal, por el contrario, se llama hierro no hemo y no se absorbe con la misma facilidad.

Veamos un ejemplo. De los 6 miligramos de hierro contenidos en 3 onzas (84 g) de mejillón, el cuerpo absorbe más o menos el 15 por ciento. Sin embargo, sólo es capaz de absorber el 3 por ciento de los 3 miligramos de hierro encontrados en media taza de lentejas. Así nos lo explica el Dr. Victor Herbert, profesor de medicina de la Escuela de Medicina Mount Sinai en la ciudad de Nueva York.

Si se sabe combinar los alimentos correctamente, es posible aumentar la biodisponibilidad del hierro. Por ejemplo, la cantidad de hierro que pasa al torrente sanguíneo aumenta mucho al combinar un alimento que contiene vitamina C con uno que tiene hierro. "El hierro se absorbe mejor en un ambiente ácido, particularmente de ácido ascórbico o vitamina C", dice la Dra. Carol Fleischman, profesora adjunta de medicina en los Hospitales de la Universidad Allegheny en Filadelfia.

De manera semejante, al combinar carne con verduras en una misma comida se aprovecha una mayor cantidad de hierro. El compuesto de hierro hemo de la carne, "potencia" el hierro no hemo de las verduras y facilita su absorción.

Cómo acumular más hierro

Si usted sospecha que tiene anemia, su médico probablemente querrá hacerle un examen completo para asegurarse de que no se trata de nada

LAS MEJORES FUENTES

La siguiente tabla incluye las mejores fuentes de hierro, tanto del hierro hemo (el tipo de hierro que el cuerpo absorbe más fácilmente y que se encuentra en la carne y el pescado) como del hierro no hemo (el cual se absorbe con menos facilidad y se encuentra en las plantas).

Alimento	Porción	Hierro (mg)
Alimentos que contienen el hierro hemo		
Almeja al vapor (aproximadamente)	20 pequeñas (3 onzas/84 g)	25.2
Hígado de pollo, hervido	3 onzas	7.2
Mejillón, al vapor	3 onzas	5.7
Ostiones, al vapor	6 medianos (1½ onzas/42 g)	5.0
Codorniz, entera	1	4.2
Carne de res para asar, *bottom round roast*, magra, en su jugo	3 onzas	2.9
Atún de carne blanca, en agua	3 onzas	2.7
Camarones al vapor	3 onzas	2.6
Pavo, carne oscura, asado	3 onzas	2.0
Alimentos que contienen el hierro no hemo		
Cereal *Cream of Wheat* de cocción rápida	¾ taza	7.7
Tofu, normal	¼ barra (4 onzas/112 g)	6.2
Semillas de calabaza (pepitas), peladas y secadas	1 onza (28 g)	4.3
Lenteja hervida	½ taza	3.3
Papa al horno	7 onzas (196 g)	2.8
Frijoles (habichuelas) colorados, hervidos	1½ taza	2.6
Frijoles pintos, hervidos	½ taza	2.2
Frijoles negros, hervidos	½ taza	1.8

serio. Si resulta que su alimentación no contiene una cantidad suficiente de hierro, el problema casi siempre será fácil de corregir.

Si a usted le gustan las almejas, por ejemplo, ya ha corregido su problema de tener una falta de hierro. Veinte almejas pequeñas al vapor contienen la sorprendente cantidad de 25 miligramos de hierro, lo cual equivale a más de tres veces el hierro encontrado en una porción de hígado de pollo. La carne, las legumbres y las verduras también contienen mucho hierro. Cuando se combina el compuesto de hierro hemo de la carne con el hierro no hemo de los frijoles (habichuelas) y verduras, la absorción del segundo tipo de hierro aumenta del 10 al 15 por ciento, lo cual es "una cantidad apreciable", según Henry C. Lukaski, Ph.D., fisiólogo supervisor de investigaciones del Centro de Investigaciones sobre Nutrición Humana en Grand Forks, Dakota del Norte.

Para obtener la mayor cantidad posible de hierro de su comida, asegúrese de consumir un poco de vitamina C al mismo tiempo. La vitamina C llega a "duplicar la absorción del compuesto de hierro no hemo", explica Janet R. Hunt, R.D., Ph.D., nutrióloga investigadora del Centro de Investigaciones sobre Nutrición Humana del USDA.

Hay muchas formas de agregar un poco de vitamina C a sus comidas. Un tomate contiene 24 miligramos, por ejemplo, cantidad que equivale al 40 por ciento del Valor Diario (*DV* por sus siglas en inglés). También es posible obtener esta vitamina de jugos tales como el de naranja, piña (ananá) u otras frutas cítricas.

La papa ofrece otra forma de combinar la vitamina C con el hierro. Una sola papa al horno contiene 20 miligramos de vitamina C, es decir, el 33 por ciento del DV, además de 0.6 miligramos de hierro. Si se come la papa con todo y cáscara, la cantidad de hierro se triplica.

Sin embargo, también hay nutrientes que no deben combinarse con el hierro. Uno de ellos es el calcio. Si se consume alimentos ricos en calcio en combinación con los que son ricos en hierro, el calcio puede afectar la capacidad del cuerpo para aprovechar el hierro. Esto es cierto especialmente cuando se toman suplementos de hierro. "Compiten por los mismos sitios receptores en sus células", explica Fergus Clydesdale, Ph.D., profesor y jefe del departamento de ciencias de la alimentación en la Universidad de Massachusetts en Amherst. El calcio también compite con el hierro de los alimentos, pero no tanto como con los suplementos.

El Dr. Clydesdale recomienda dejar pasar 3 horas entre su consumo de calcio y el de hierro. Está bien que le ponga leche a su cereal por la mañana, por ejemplo, pero espérese un rato antes de tomar su suplemento de hierro. O sea, si lo que está comiendo en un momento dado es muy rico en hierro, espérese hasta la próxima comida para disfrutar cualquier alimento rico en calcio o para tomar un suplemento de calcio.

Lo mismo se aplica al café y al té. Ambos contienen taninos, sustancias químicas que impiden levemente la absorción de los suplementos de hierro, explica el Dr. Clydesdale. Por lo tanto, este experto sugiere que evite tomar sus cápsulas de hierro junto con el café matutino.

Según el Dr. Lukaski, para aumentar la cantidad de hierro en su alimentación de manera muy fácil, sólo tiene que preparar su comida en ollas de hierro fundido. "Como regla general, esto aumenta el hierro entre el 2 y el 5 por ciento", dice el experto. Con esto no se agotan las posibilidades de incrementar su consumo de hierro. Es posible hacerlo desde el desayuno, con el cereal *Cream of Wheat* cocido, por ejemplo, que está enriquecido con hierro. Media taza contiene 5 miligramos de este nutriente. La avena instantánea también contiene hierro, aunque un poco menos: aproximadamente 3 miligramos por cada media taza de avena.

Asma

Comidas para respirar mejor

Un asmático enfrenta muchas amenazas. Una caminata rápida, una repentina ráfaga de aire frío o tan sólo un poco de polen pueden bastar para que las vías respiratorias se estrechen de repente y conviertan la respiración en un heroico acto de supervivencia.

No obstante, es posible controlar este mal. La comida influye de manera fundamental. "La alimentación es la clave", dice Richard N. Firshein, D.O., profesor adjunto de medicina familiar en el Colegio de Medicina Osteopática de Nueva York y director médico de la Fundación Paul Sorvino de Asma en la ciudad de Nueva York.

La lucha contra la inflamación

Cuando luchamos contra el asma, en gran medida estamos luchando también contra la inflamación. Cuando el polen, la contaminación ambiental u otras sustancias irritantes transportadas por el aire penetran en los pulmones, el sistema inmunológico libera ciertas sustancias químicas para "matar" a los invasores. Desafortunadamente, estas sustancias destinadas a defender al cuerpo pueden hacerle mucho daño al asmático. Las vías respiratorias se inflaman y se hinchan, lo cual dificulta la respiración. Al mismo tiempo, el cuerpo libera grandes cantidades de radicales libres, moléculas perjudiciales de oxígeno que empeoran la inflamación aún más. Por eso las vías respiratorias de los asmáticos tienden a seguir inflamadas por mucho tiempo después de que se haya acabado el ataque.

Para combatir el asma, se puede empezar por reducir la inflamación. Existen ciertas pruebas de que los alimentos altos en vitamina C y otros antioxidantes, los cuales bloquean los efectos de los radicales libres, pueden ayudar a las vías respiratorias a recuperar su estado normal. "Sabemos que un ataque de asma es un problema de inflamación y sabemos que produce muchos radicales de oxígeno", dice Gary E. Hatch, Ph.D., toxicólogo investigador de la división de toxicología pulmonar de la Agencia para la Protección Ambiental. "Por lo tanto, los antioxidantes deberían de ayudar."

Los tres antioxidantes que al parecer resultan más eficaces en la lucha contra el asma son el selenio y las vitaminas C y E. Además, se ha demostrado que varios alimentos, tales como el pescado, reducen la inflamación en todo el cuerpo, incluyendo los pulmones.

Un juguito contra el asma

La naturaleza está muy consciente de los efectos nocivos de los radicales libres en el cuerpo, tanto que a fin de controlarlos colocó una concentración natural de vitamina C en las paredes pulmonares. Por lo tanto, es aconsejable que los asmáticos sigan una alimentación rica la vitamina C, un nutriente antioxidante importante.

Dos estudios muy grandes, las Encuestas Nacionales de Salud y Análisis Alimenticio, encontraron que las personas cuya alimentación contiene la mayor cantidad de vitamina C tienen menos probabilidades de contraer enfermedades respiratorias, entre ellas el asma, que las que consumen la menor cantidad de este nutriente. Además, según el Dr. Hatch no hace falta mucha vitamina C para cosechar estos beneficios. Las investigaciones indican que 200 miligramos diarios —más de tres veces el Valor Diario (*DV* por sus siglas en inglés) de 60 miligramos— bastan para mantener saludables los pulmones.

Es más fácil obtener grandes cantidades de vitamina C que de otros antioxidantes. Un vaso de 6 onzas (180 ml) de jugo de naranja recién exprimido, por ejemplo, proporciona 93 miligramos de vitamina C, un tercio más que su DV. Otras fuentes muy buenas son las frutas cítricas, el pimiento (ají, pimiento morrón, *bell pepper*), el brócoli, las coles (repollitos) de Bruselas y la fresa.

Respire con la vitamina E

Algunas investigaciones indican que la vitamina E es capaz de reducir de una manera radical el riesgo de sufrir de asma. Un estudio grande llevado a cabo entre 75,000 enfermeras por investigadores de la Universidad de Harvard, por ejemplo, descubrió que las que consumían la mayor cantidad de vitamina E a través de su alimentación tenían un 47 por ciento menos probabilidades de contraer asma que las que comían la menor cantidad de este nutriente.

La ventaja de la vitamina E es que al parecer ataca los radicales libres producidos por la contaminación del aire, una de las principales causas del asma. Además, hace que el cuerpo libere una mayor cantidad de las sustancias químicas que ayudan a relajar los músculos lisos, entre ellos los que forman las vías respiratorias en los pulmones.

Al igual que en el caso de la vitamina C, no se requiere mucha vitamina E para obtener estos beneficios. De acuerdo con el estudio de las enfermeras, por ejemplo, las mujeres con un bajo índice de asma no consumían más del DV de 30 unidades internacionales (*IU* por sus siglas en inglés).

El único problema de la vitamina E es que se encuentra principalmente en los aceites de cocina, por lo que no siempre es fácil consumirla en la cantidad indicada. Tal vez la mejor forma de aumentar la cantidad de este nutriente en su alimentación sea por medio del germen de trigo, que se puede agregar a otros alimentos, tales como *muffins* o pan de carne (*meat loaf*). Una porción de germen de trigo contiene 5 IU de vitamina E, casi el 17 por ciento del DV. Se encuentran cantidades menores de vitamina E en la almendra, la semilla de girasol, los cereales integrales, las espinacas y la col rizada.

Un remedio brasileño

El mineral selenio es un oligoelemento, lo cual significa que no se necesita en grandes cantidades. Sin embargo, las investigaciones indican que incluso en muy pequeñas cantidades ofrece grandes beneficios a la salud, sobre todo a los asmáticos.

Al igual que las vitaminas C y E, el selenio es un antioxidante que puede ayudar a proteger los pulmones de los radicales libres. Es más, el cuerpo lo utiliza (junto con un compuesto llamado glutatión) para que las vitaminas C y E trabajen de manera más eficaz.

En un estudio realizado con 115 personas, algunos investigadores de Nueva Zelanda descubrieron que las que recibían la mayor cantidad de selenio a través de su alimentación tenían cinco veces menos probabilidades de contraer asma que las que obtenían la menor cantidad de este mineral.

El DV para el selenio es de 70 microgramos. Al parecer esto es todo lo que hace falta para reducir el riesgo de sufrir de asma. Los distintos tipos de carne, el pollo y los mariscos son buenas fuentes de selenio, pero ninguna le llega al coquito del Brasil (castaña de Pará). Un solo coquito del Brasil contiene 120 microgramos de selenio, el 170 por ciento de su DV.

Alimentos que abren paso

A la larga, los antioxidantes son muy buenos para ayudar a controlar y prevenir el asma. Sin embargo, no sirven de mucho cuando se trata de obtener un alivio rápido. Para ello tal vez quisiera prepararse una rica comida de halibut (hipogloso), ostras (ostiones) al vapor, espinacas y frijoles (habichuelas) de caritas. Todos estos alimentos son ricos en magnesio, un mineral que puede ayudar a normalizar la respiración. El magnesio relaja los músculos lisos de las vías respiratorias, lo cual abre el paso a una mayor cantidad de aire. Además, reduce la actividad de las células en el cuerpo que causan inflamaciones. De hecho, en los hospitales los médicos con frecuencia utilizan una forma de magnesio —en una inyección, desafortunadamente, no en su concha— para aliviar los ataques de asma rápidamente.

En un estudio, algunos investigadores ingleses expusieron a más de 2,600 asmáticos a una sustancia química que estrecha las vías respiratorias. Encontraron que los que recibían la menor cantidad de magnesio a través de su alimentación tenían el doble de probabilidades de que se les cerraran las vías respiratorias que los que comían la mayor cantidad de este nutriente.

Las ostras, el halibut y la caballa (macarela) son buenas fuentes de magnesio. Las espinacas cocidas también son buenas. Media taza proporciona 78 miligramos de magnesio, más o menos el 20 por ciento del DV.

Para recuperar el aliento

Por último, tal vez quisiera buscar alivio para el asma en su pescadería local. Diversos estudios han demostrado que los ácidos grasos omega-3 que se encuentran en el pescado pueden ayudar a reducir la inflamación pulmonar. Además, estos aceites al parecer reducen el daño a los tejidos causado con frecuencia por los ataques de asma, señala el Dr. Firshein.

El salmón, la caballa y otros pescados grasos, que tienen un alto contenido de ácidos grasos omega-3, aparentemente son los mejores para combatir el asma. De acuerdo con una encuesta grande llevada a cabo por unos investigadores australianos, en las familias en que se come muy poco pescado graso casi el 16 por ciento de los niños tienen asma. Cuando estos pescados aparecen en el menú con frecuencia, por el contrario, sólo el 9 por ciento de los niños tienen asma. Y en las familias que no comen nada de pescado, el 23 por ciento de los niños tienen asma.

CÁNCER

Reductores de riesgo

Cuando se trata de prevenir el cáncer, los alimentos se convierten en medicamentos muy poderosos. Un sinnúmero de estudios han comprobado que una alimentación sana —es decir, menos grasa y más frutas, verduras, cereales integrales y legumbres— reduce de una manera dramática el riesgo de desarrollar cáncer. De hecho, las investigaciones indican que los casos de cáncer disminuirían en por lo menos el 30 por ciento si todos comiéramos más alimentos sanos y menos alimentos indebidos.

"La comida es más que un simple combustible, como antes creíamos", dice el Dr. Keith Block, director médico del Instituto del Cáncer en el Hospital Edgewater de Chicago. "Nuestras experiencias a lo largo de las últimas dos décadas indican que la alimentación desempeña un importante papel cuando se trata del cáncer. Hemos descubierto que hay compuestos en los alimentos que de hecho son capaces tanto de prevenir como de ayudar a combatir el cáncer al nivel celular."

Protección desde el jardín

Desde hace mucho tiempo, los investigadores han notado que los que comen más frutas, verduras y otros alimentos de origen vegetal tienen menos probabilidades de contraer cáncer que los que se llenan de otros alimentos menos sanos. Sin embargo, hasta hace poco no sabían por qué era cierto este hecho. Ahora sí lo saben: los fitonutrientes ("fito" significa "planta" en griego), unas sustancias que sólo se encuentran en los alimentos, tienen el poder de impedir la formación del cáncer.

Las investigaciones demuestran, por ejemplo, que el brócoli contiene unos fitonutrientes llamados isotiocianatos, los cuales literalmente impiden que las células se vuelvan cancerosas. Un estudio realizado por la Universidad Johns Hopkins de Baltimore descubrió que los animales de laboratorio que habían recibido una pequeña cantidad de sulforafano (un tipo de isotiocianato) tenían sólo la mitad, más o menos, de las probabilidades de desarrollar tumores de mama que los que no habían ingerido el compuesto.

También hay muchos fitonutrientes en los alimentos preparados con el frijol (habichuela) de soya, como el tofu, el *tempeh* y la leche de soya.

Los alimentos de soya contienen un compuesto llamado genisteína, el cual inhibe el crecimiento de tumores al impedir que se les lleguen los vasos sanguíneos cercanos. Esto es importante, porque los tumores cancerosos dependen de los vasos sanguíneos para nutrirse y crecer. Es posible que este hecho ayude a explicar por qué las mujeres japonesas, que comen muchos alimentos de soya, tienen un índice más bajo de cáncer de mama que las mujeres de los Estados Unidos. Además, diversos estudios preliminares indican que los alimentos de soya posiblemente ayuden a reducir el riesgo de cáncer de la próstata en los hombres.

Debido a la larga tradición del ajo como alimento curativo, a nadie se le sorprenderá que también es muy rico en fitonutrientes. Algunos de los más poderosos son los sulfuros alílicos, que al parecer ayudan a destruir las sustancias causantes de cáncer en el cuerpo. Un estudio realizado con casi 42,000 mujeres permitió a los investigadores de la Escuela de Salud Pública de la Universidad de Minnesota en Minneapolis descubrir que las que comían más de una porción semanal de ajo —un diente de ajo fresco o una rociada de ajo en polvo— tenían un 35 por ciento menos probabilidades de sufrir cáncer de colon que las que no comían ajo.

El poder de los antioxidantes

Todos los días, una y otra vez, un ejército de moléculas nocivas conocidas como radicales libres bombardean a su organismo. Se trata de moléculas de oxígeno que han perdido un electrón y se la pasan recorriendo su cuerpo con el fin de recuperar el electrón perdido. Al robar electrones, hacen daño a las células sanas y posiblemente inicien el proceso de la formación de cáncer.

La naturaleza se adelantó a esta amenaza al llenar las frutas, las verduras y otros alimentos con antioxidantes, unos compuestos protectores que impiden la formación de los radicales libres o que los incapacitan antes de que hagan daño.

Los alimentos contienen muchos compuestos que funcionan como antioxidantes en el cuerpo, pero tres de los más poderosos (y más estudiados) son el betacaroteno y las vitaminas C y E.

El betacaroteno es el pigmento que les da tanto a las frutas como a las verduras esos hermosos e intensos colores de anaranjado y rojo. Sin embargo, no sólo existe por razones estéticas. Se ha demostrado que el betacaroteno provoca la liberación de células defensoras naturales, las cuales buscan y destruyen las células cancerosas antes de que éstas tengan la oportunidad de hacer daño.

Docenas de estudios han mostrado que las personas que consumen mucho betacaroteno a través de su alimentación pueden reducir el riesgo de sufrir de ciertos tipos de cáncer, sobre todo del pulmón, del tracto intestinal, de la boca y de las encías.

No se requiere mucho betacaroteno para obtener estos beneficios. Las pruebas indican que entre 15 y 30 miligramos al día —la cantidad que se encuentra en una o dos zanahorias grandes— probablemente sea todo lo que se necesita. El cantaloup (melón chino), la batata dulce (camote, *yam, sweet potato*), las espinacas y el *bok choy* son excelentes fuentes de betacaroteno.

Otro poderoso antioxidante es la vitamina C, que según se ha demostrado ayuda a prevenir la formación de compuestos causantes del cáncer en el tracto digestivo. Dentro del marco de un estudio mayor, Gladys Black, Ph.D., profesora de epidemiología y directora del programa de nutrición para la salud pública en la Universidad de California en Berkeley, analizó docenas de investigaciones menores que examinaban la relación entre la vitamina C y el cáncer. De los 46 estudios que revisó, 33 mostraban que entre más grande es el consumo de vitamina C, menor es el riesgo de sufrir de cáncer.

El Valor Diario (*DV* por sus siglas en inglés) de la vitamina C es de 60 miligramos, cantidad muy fácil de obtener a través de los alimentos. Un pimiento (ají, pimiento morrón) verde (*green bell pepper*), por ejemplo, contiene 66 miligramos de vitamina C, mientras que media taza de brócoli tiene 41 miligramos.

El antioxidante que más armas despliega en la lucha contra el cáncer tal vez sea la vitamina E. Además de bloquear a los radicales libres, estimula el sistema inmunológico, ayudándolo así a rechazar el cáncer. También impide la formación de compuestos causantes del cáncer en el cuerpo.

La vitamina E es muy importante sobre todo para las mujeres en cuyas familias se han dado casos de cáncer de mama. Algunos investigadores de la Universidad Estatal de Nueva York en Buffalo descubrieron que las mujeres que consumían la mayor cantidad de vitamina E tenían un 80 por ciento menos probabilidades de desarrollar cáncer de mama que las que menos consumían este nutriente. Este efecto benéfico se observó incluso entre las mujeres en cuyas familias no se habían dado casos de cáncer de mama, puesto que las que más vitamina E consumían, tenían un 40 por ciento menos probabilidades de desarrollar esta enfermedad.

El único problema con la vitamina E es que es difícil de conseguir a través de la alimentación. Algunos aceites de cocina la contienen en abundancia, pero también son muy altos en grasa. Una manera menos grasosa de aumentar la cantidad de vitamina E en su alimentación es a través del germen de trigo. Un poco menos de 2 cucharadas de germen de trigo contienen más o menos 4 unidades internacionales (*IU* por sus siglas en inglés) de vitamina E, es decir, el 13 por ciento del DV. Los cereales integrales, las legumbres, las nueces y las semillas también son buenas fuentes de vitamina E.

La verdad sobre la grasa

Actualmente no queda ya ninguna duda de que una alimentación compuesta por papitas fritas, pizza y hamburguesas con queso —es decir, una alimentación con mucha grasa— aumenta enormemente el peligro de sufrir de cáncer.

"Existe una cantidad enorme de pruebas que relacionan la grasa de la alimentación con diversos tipos de cáncer, sobre todo con el de mama, el de colon y el de la próstata", dice el Dr. Daniel W. Nixon, director asociado de prevención y control del cáncer en el Centro Hollings de Cáncer ubicado en Charleston, Carolina del Sur.

De acuerdo con el Dr. Block, por su parte, una alimentación alta en grasa aumenta la cantidad de radicales libres producidos por el cuerpo, los cuales no sólo dañan las células sanas sino también hacen daño al material genético del cuerpo. Además, una alimentación alta en grasa aumenta la cantidad de ácido biliar en el intestino, sustancia que el cuerpo utiliza para digerir la grasa. El ácido biliar puede transformarse en compuestos causantes del cáncer dentro del mismo cuerpo, por lo cual el riesgo de sufrir de cáncer de colon aumenta dramáticamente cuando se consume un exceso de grasa.

Por último, una alimentación alta en grasa aumenta la cantidad de estrógeno y de testosterona producidos por el cuerpo. En cantidades grandes, estas hormonas llegan a provocar el crecimiento de tumores de mama y de la próstata.

Un estudio examinó a mujeres de 21 países, por ejemplo, y descubrió que cuando ellas comían mucha grasa (es decir, cuando un 45 por ciento de sus calorías correspondían a la grasa), tenían cinco veces más riesgo de desarrollar cáncer de mama, en comparación con las mujeres que sólo obtenían el 15 por ciento de sus calorías de la grasa.

Basta con cortar una muy pequeña cantidad de grasa de su alimentación para obtener grandes beneficios. En otro estudio, los investigadores observaron que las mujeres que dejan de comer sólo 10 gramos de grasa al día reducen su riesgo de cáncer de los ovarios en un 20 por ciento.

Como parte de su programa contra el cáncer, el Instituto Nacional del Cáncer recomienda que no se obtenga más del 30 por ciento de las calorías de la grasa. "Sugiero reducir esto aún más, a entre el 20 y el 25 por ciento", advierte el Dr. Nixon.

La manera más fácil de reducir su consumo de grasa sin cambiar su alimentación de cabo a rabo es reducir la cantidad de carne, productos lácteos y alimentos procesados que come, los cuales por lo común tienen un muy alto contenido de grasa. Según el Dr. Nixon, una vez que haya reducido estos alimentos, automáticamente empezará a comer una mayor cantidad de alimentos bajos en grasa, como verduras, cereales integrales y legumbres. Si sigue esta táctica de manera consistente, la cantidad de grasa en su dieta descenderá a niveles más bajos en forma natural.

La fibra como solución

Durante mucho tiempo, nadie tomó la fibra en serio. No es un nutriente. El cuerpo no la absorbe. De hecho, no parece servir para nada.

Las apariencias engañan. La fibra hace mucho más de lo que nos imaginábamos. "Una alimentación alta en fibra es esencial para reducir el riesgo de ciertos tipos de cáncer, sobre todo cáncer de colon", dice el Dr. Nixon.

Según explica el experto, la fibra combate el cáncer de varias maneras diferentes. Ya que es absorbente, se empapa de agua al avanzar por el tracto digestivo. El excremento se hace más grande, por lo cual avanza más rápidamente por el intestino. Entre más rápido se mueve el excremento, menos tiempo hay para que las sustancias perjudiciales dañen las células que forman las paredes del intestino.

Además, la fibra ayuda a atrapar las sustancias causantes del cáncer de colon. Puesto que el cuerpo no absorbe la fibra misma, lo abandona junto con el excremento, llevando consigo las sustancias dañinas.

De acuerdo con los médicos del Instituto Nacional del Cáncer, se necesitan entre 20 y 35 gramos de fibra al día para reducir el riesgo de sufrir de cáncer. Tal vez suene como mucho, y lo sería si hubiera que comerla toda junta. Sin embargo, puesto que muchos alimentos contienen al menos un poco de fibra, es relativamente fácil obtener una cantidad suficiente si elige comer los alimentos más sanos.

Simplemente fíjese en comer más frutas y verduras —crudos y con cáscara, de ser posible, en lugar de pelados— de los que está comiendo en este momento. Si convierte esto en una costumbre, afirma el Dr. Block, no tardará en obtener la mayor parte de la fibra que necesita.

Los frijoles (habichuelas), las verduras y los cereales integrales se encuentran entre las mejores fuentes de fibra. Si come una porción de cualquiera de estos alimentos varias veces al día, automáticamente su consumo de fibra aumentará a la cantidad necesaria. Media taza de frijoles colorados, por ejemplo, contiene 7 gramos de fibra, mientras que la misma cantidad de garbanzos contiene 5 gramos. En cuanto a las verduras, media taza de quimbombó (guingambó, calalú) cocido contiene 3 gramos de fibra, al igual que la misma cantidad de coles (repollitos) de Bruselas.

Otra fuente excelente de fibra son los cereales integrales. Da lo mismo que prefiera desayunar pan tostado de trigo integral (2 gramos de fibra por rebanada) o un plato de sémola (*kasha*) (aproximadamente 3 gramos por media taza de sémola cocida). De ser posible, coma entre 6 y 11 porciones de cereales integrales al día. Un sándwich (emparedado), por cierto, cuenta como 2 porciones. Cada rebanada de pan es una porción.

Depresión

Alimentos que derrotan la "depre"

Muchas personas han sentido el impulso de buscar consuelo emocional en la comida cuando están deprimidas, sobre todo en alimentos dulces o altos en grasa. Sin embargo, en la mayoría de los casos este consuelo resulta engañoso. Precisamente los alimentos que comemos para sentirnos mejor a veces pueden hacernos sentir peor: apáticos, de mal humor y fatigados.

Hace décadas que los investigadores han estudiado la relación que existe entre los alimentos y los estados de ánimo, pero aún no logran encontrar la conexión exacta entre los dos. Varios estudios han demostrado que la alimentación puede provocar una depresión en algunos individuos. Así lo explica Larry Christensen, Ph.D., coordinador del departamento de psicología en la Universidad de Alabama del Sur en Mobile y un experto en los efectos del azúcar y la cafeína en los estados de ánimo. De hecho, lo que usted come puede afectar su estado de ánimo de una manera positiva o negativa. Además, el impacto de lo que no come puede ser tan grande como la influencia de lo que sí coloca en su plato.

La comida y los estados de ánimo

Las células nerviosas del cerebro llamadas neuronas desempeñan un gran papel en todo lo que usted hace, desde pensar y sentir emociones hasta salir a caminar. Usted tiene miles de millones de neuronas, 100 mil millones, para ser exactos. Para comunicarse, las neuronas utilizan los neurotransmisores, unas sustancias químicas cerebrales con nombres exóticos tales como la serotonina, la dopamina y la noradrenalina.

Además de servir de medios de comunicación, estas sustancias químicas también llegan a influir mucho en los estados de ánimo. Una carencia de serotonina, por ejemplo, puede resultar en la depresión, el insomnio y antojos muy fuertes de ciertos alimentos. Por el contrario, de acuerdo con Elizabeth Somer, R.D., un alto nivel de serotonina puede producir una sensación de tranquilidad y bienestar. Cualquier cambio en el nivel de dopamina y noradrenalina en el cerebro puede tener efectos semejantes.

Las investigaciones han demostrado que diversos nutrientes, entre ellos las vitaminas B, la vitamina C y el mineral selenio, convierten los aminoácidos que obtenemos de los alimentos en neurotransmisores que mejoran nuestro estado de ánimo. "Es muy evidente que incluso insuficiencias mínimas de ciertos nutrientes pueden provocar la depresión", explica el Dr. Melvyn Werbach, profesor clínico adjunto de psiquiatría en la Universidad de California en Los Ángeles.

De acuerdo con los resultados de diversas investigaciones, la vitamina B_6, que se encuentra en las verduras de hoja verde, el pescado, la carne de ave y los cereales integrales, ayuda a subir el índice de serotonina a un nivel que produce bienestar. A pesar de que la mayoría de las personas obtienen mucha vitamina B_6 a través de su alimentación, el nivel de este nutriente puede disminuir por causa de los anticonceptivos orales o por tomar la terapia de reemplazo hormonal.

Según el Dr. Werbach, un bajo índice de folato también disminuye el nivel de serotonina. Entre todas las insuficiencias de nutrientes que se dan en los Estados Unidos, uno de los más comunes es la falta de folato, la cual puede tener consecuencias graves. Algunos estudios demuestran que las personas afectadas por la depresión clínica con frecuencia tienen un bajo índice de folato en la sangre.

En un estudio realizado en Inglaterra, los investigadores les dieron 200 microgramos de ácido fólico —la cantidad que contiene más o menos tres cuartos de una taza de espinaca cocida— o bien un placebo, a un número determinado de personas afectadas por la depresión clínica. Al cabo de un año, la depresión cedió en considerable medida en las personas que estaban tomando el ácido fólico, hasta en un 40 por ciento en algunos casos, de acuerdo con las pruebas comunes utilizadas para medir la depresión.

Los frijoles (habichuelas) y las verduras verdes, en particular, contienen altos niveles de folato (la forma natural del ácido fólico), así como de vitamina B_6. Media taza de garbanzos de lata, por ejemplo, proporcionan 0.6 miligramo de vitamina B_6, lo cual corresponde al 30 por ciento del Valor Diario (*DV* por sus siglas en inglés). Media taza de espinaca cocida, por su parte, contiene 131 microgramos de folato, o sea, el 33 por ciento del DV.

Un aumento en su consumo del mineral selenio también puede ayudarle a levantar su estado de ánimo cuando la "depre" lo asalte. En una investigación realizada por el Colegio Universitario de Swansea, Gales, región donde el suelo tiene un bajo nivel de selenio y es muy común la insuficiencia de este mineral, las personas que se estudiaron tomaron 100 microgramos de selenio o un placebo todos los días durante cinco semanas. Se observó una pronunciada mejoría en el estado de ánimo de las personas que estaban tomando el selenio. De hecho, de estas personas, entre más grande era su insuficiencia inicial de selenio, más notable era la mejoría en su estado de ánimo.

Es fácil satisfacer sus necesidades de selenio: sólo tiene que comer más pescado. Un simple sándwich (emparedado) de atún le proporciona 138 microgramos, casi el doble del DV de este mineral. El selenio también se encuentra en los cereales y los panes integrales.

Los carbohidratos: el calmante natural

¿Tiene usted la impresión, a veces, de que la vida no vale la pena si no ha desayunado su *bagel*? ¿Su pasión por la pasta no conoce límites? Éntrele, y su estado de ánimo se lo agradecerá.

Las investigaciones iniciadas por el matrimonio de investigadores formado por Richard Wurtman, Ph.D., y Judith Wurtman, Ph.D., ambos del Instituto Tecnológico de Massachusetts en Cambridge, indican que una alimentación rica en alimentos altos en carbohidratos aumenta la concentración del aminoácido triptofano en el cerebro. Entonces, el triptofano se convierte en serotonina, que como ya vimos levanta el estado de ánimo.

Estos resultados ayudan a explicar por qué muchas personas se consuelan con alimentos altos en carbohidratos para ayudar a aliviar sus estados de depresión, ansiedad o cansancio. No comer carbohidratos hace que otros se pongan gruñones y se sientan deprimidos.

"Es posible que a algunas personas, sobre todo a las mujeres, los carbohidratos se les antojen por su efecto antidepresor", dice el Dr. Werbach. "El fenómeno en efecto parece existir, aunque no es necesariamente cierto para todos."

Algunas personas comen montones de pasta, papas y pan sin observar ninguna diferencia. A otras, por el contrario, los científicos les han puesto el nombre de "antojadizos de carbohidratos", porque llegan a experimentar efectos muy marcados al consumir carbohidratos. Tal vez su cuerpo esté tratando de compensar un nivel bajo de serotonina a través del antojo de carbohidratos.

"A muchas personas les da sueño cuando comen espagueti con salsa marinara y pan francés (*baguette*) al mediodía, porque los carbohidratos que esta comida contiene aumenta su nivel de serotonina", dice Somer. "Sin embargo, los antojadizos de carbohidratos sienten que la misma comida les da energía."

Cómo acabar con los cambios del estado de ánimo

Todos sabemos que algunas personas experimentan cambios en el estado de ánimo durante ciertos momentos definidos, como durante los días oscuros del invierno, por ejemplo, o justo antes de la menstruación, en el caso de algunas mujeres. Lo que tal vez sí sea novedad es que al parecer algunas personas pueden mejorar su estado de ánimo durante estos momentos de depresión de manera muy simple: sólo al comer más carbohidratos.

Dentro del marco de un estudio efectuado por investigadores tanto de la Universidad de Harvard como del Instituto Tecnológico de Massachusetts, se pidió a un grupo de mujeres afectadas por cambios anímicos premenstruales que bebieran aproximadamente 7½ onzas (225 ml) de una bebida alta en carbohidratos preparada de acuerdo con una fórmula especial una vez al mes, justo antes de su menstruación. Los investigadores observaron que experimentaban una reducción significativa en sus estados de depresión, ira y confusión a las pocas horas de haber tomado la bebida.

Las mujeres del estudio tomaron una bebida especial, pero es posible obtener una cantidad semejante de carbohidratos en una pequeña porción de cualquier alimento rico en carbohidratos, tal como una taza de yogur bajo en grasa, una papa al horno o media taza de pasas.

Alimentos que deprimen

¿Alguna vez se ha sentido decaído y desalentado después de tomar un gran capuchino o de devorar, sin control alguno, una caja entera de sus galletitas favoritas? No fue cosa de su imaginación. "El consumo de un exceso de azúcar o cafeína definitivamente contribuye a la sensación de depresión en los individuos sensibles a estos alimentos", dice el Dr. Christensen.

Los expertos no saben a ciencia cierta por qué el azúcar deprime a algunas personas, pero tal vez tenga que ver con la cantidad que se consume, opina el Dr. Christensen. Mientras que una barra de confitura o un *donut* de vez en cuando puede levantar el ánimo de manera pasajera, el consumo constante de azúcar al parecer se vincula con la depresión. En un estudio dirigido por el Dr. Christensen y un colega suyo, se pidió a 20 personas afectadas por la depresión seria que eliminaran por completo el azúcar y la cafeína de su alimentación. Después de tres semanas, todos se sentían mucho menos deprimidos.

Si bien todavía no se estudian a fondo los efectos de la cafeína sobre los estados de ánimo, hay indicios de que reducir la cantidad de café (o de otras bebidas altas en cafeína) puede levantarle el ánimo, sobre todo si normalmente toma jarras enteras.

DERRAME CEREBRAL

Una defensa dietética

Lo que más miedo da del derrame cerebral es su carácter repentino. Las personas que han sufrido de un derrame cerebral dicen que no se da ningún aviso ni señal. Sólo perciben, por una fracción de segundo, que algo anda muy mal.

Aunque el derrame en sí ocurre de repente, los problemas que resultan del mismo tardan años en desarrollarse. El derrame cerebral ocurre cuando la sangre, y por lo tanto el oxígeno y los nutrientes que ésta contiene, deja de llegar a ciertas partes del cerebro. Cualquier cosa que interfiera con el flujo de la sangre, como un índice alto de colesterol o hipertensión (presión arterial alta), aumenta la probabilidad de que se sufra un derrame cerebral.

La buena noticia es que los factores que provocan un derrame cerebral pueden prevenirse, siempre y cuando se elija la alimentación adecuada. "La alimentación desempeña un papel fundamental para prevenir los derrames cerebrales", dice Thomas A. Pearson, Ph.D., profesor y coordinador del departamento de medicina comunitaria y preventiva en la Universidad de Rochester en Nueva York, así como portavoz de la Asociación Estadounidense del Corazón.

En un estudio que abarcó a más de 87,000 enfermeras, por ejemplo, unos investigadores de la Escuela de Salud Pública de Harvard encontraron que las mujeres que comían la mayor cantidad de frutas y verduras tenían un 40 por ciento menos probabilidades de sufrir un derrame cerebral que las que comían la menor cantidad de estos alimentos. Los investigadores a cargo de otro estudio, realizado en este caso por la Universidad de California en San Diego, descubrieron que las personas que comían una sola porción al día de frutas o verduras ricas en potasio también disminuían en un 40 por ciento su riesgo de sufrir un derrame cerebral.

Lo que no se come llega a ser tan importante como los alimentos que sí se consumen, agrega el Dr. Pearson. Diversas investigaciones han demostrado, por ejemplo, que las personas que consumen mucha grasa —sobre todo la grasa saturada de la carne y otros alimentos de origen animal— corren mucho más peligro de sufrir un derrame cerebral que las que comen alimentos más sanos. Esto se debe al hecho de que una alimentación alta en grasa saturada aumenta los niveles de colesterol. El colesterol se conoce por tapar las arterias del corazón, y de igual manera puede tapar los vasos sanguíneos del cerebro.

"Reducir su consumo de grasa saturada es la táctica alimenticia más poderosa que usted puede adoptar para bajar su nivel de colesterol", opina el Dr. John R. Crouse, profesor de medicina en la Universidad Wake Forest en Winston-Salem, Carolina del Norte.

En la mayoría de los casos, lo único que hace falta para mantener un índice sano de colesterol es limitar las porciones de carne a 3 ó 4 onzas (84 ó 112 g) al día, usar menos mantequilla (o eliminarla por completo), cambiar a productos lácteos bajos en grasa y evitar meriendas (botanas, refrigerios) altas en grasa.

Otra manera de controlar el colesterol es mediante un aumento en el consumo de alimentos preparados con soya. El tofu, el *tempeh* y otros alimentos de soya contienen dos compuestos, la daidzeína y la genisteína, que aparentemente disminuyen el colesterol en la sangre y ayudan a impedir que éste se pegue en las paredes arteriales. Diversos estudios indican que el consumo de más o menos 47 gramos de proteína de soya (la cantidad que se encuentra en 10 onzas/294 g de tofu duro) al día tal vez reduzca tanto el índice total de colesterol en un 9 por ciento así como el nivel del nocivo colesterol lipoproteínico de baja densidad (*LDL* por sus siglas en inglés) casi en un 13 por ciento.

También es importante pasar por la sección de frutas y verduras en el supermercado. Cuando los investigadores del famoso Estudio Framingham del Corazón estudiaron la alimentación habitual de más de 830 hombres, encontraron que por cada tres porciones de frutas y verduras que estos comían diariamente, su riesgo de sufrir un derrame cerebral disminuía en un 22 por ciento.

Hay varias razones por las cuales las frutas y las verduras son tan buenas para prevenir la incidencia de un derrame cerebral. En primer lugar, estos contienen mucha fibra, la cual, según se ha demostrado, baja el nivel de colesterol en la sangre. Además, de acuerdo con Michael Hertog, Ph.D., del Instituto Nacional de Salud Pública y Protección Ambiental de los Países Bajos, estos alimentos también contienen unos poderosos antioxidantes, los cuales ayudan a impedir que el colesterol LDL, es decir, el colesterol "malo", se pegue a las paredes arteriales y obstruya el flujo de sangre hacia el cerebro. Algunos alimentos particularmente ricos en antioxidantes son la cebolla, la col rizada, la habichuela verde (ejote, *green bean*), la zanahoria, el brócoli, la endibia (lechuga escarola), el apio y el arándano agrio (*cranberry*).

No hacen falta muchos alimentos ricos en antioxidantes para

EL PESCADO: ¿AMIGO O ENEMIGO?

Muchos pescados contienen unas grasas saludables conocidas como ácidos grasos omega-3. Se ha demostrado que estas grasas aumentan el nivel del colesterol lipoproteínico de alta densidad (*HDL* por sus siglas en inglés), o sea, el colesterol "bueno" que ayuda a mantener limpias las arterias. Cualquiera pensaría que comer pescado beneficia no sólo a quienes quieren bajar su colesterol o presión arterial, sino que también ayuda a evitar, en lo posible, el peligro de un derrame cerebral.

Sin embargo, aún no se sabe con certeza si esto es así. Algunos estudios efectivamente han llegado a la conclusión de que las personas que consumen una mayor cantidad de aceite de pescado tienen menos probabilidades de sufrir un derrame cerebral. Otras investigaciones, por el contrario, no han observado ningún vínculo entre ambos factores. Pero esto no es lo más grave. Algunas pruebas demuestran que las personas que comen mucho pescado posiblemente corran más peligro de tener un derrame cerebral. "Esta confusión se debe, al menos en parte, al hecho de que algunos estudios no toman en cuenta la forma en que el aceite de pescado influye en los dos tipos distintos de derrame cerebral", dice James Kenney, R.D., Ph.D., especialista en la investigación de la nutrición en el Centro Pritikin para la Longevidad de Santa Mónica, California. Sucede lo siguiente: las grasas del pescado ayudan a impedir que ciertos componentes de la sangre, las plaquetas, se peguen unas con otras en el torrente sanguíneo. Esta acción puede ayudar a prevenir los derrames cerebrales causados por coágulos sanguíneos. Sin embargo, al mismo tiempo es posible que aumente el riesgo de derrames cerebrales provocados cuando sangre se escapa de los vasos sanguíneos, explica el Dr. Kenney. Entonces, ¿qué hacemos? "No deje de agregar un par de platos de pescado a su alimentación de cada semana", sugiere el Dr. Kenney, "pero sólo tome cápsulas de aceite de pescado después de consultar a un médico."

cosechar estos beneficios. El Estudio de la Salud de las Enfermeras, por ejemplo, mostró a los investigadores de Harvard que el riesgo de sufrir un derrame cerebral se reducía incluso en las mujeres que sólo comían 15 miligramos de betacaroteno al día, lo cual corresponde más o menos a la cantidad que se encuentra en una zanahoria grande.

Otra razón por la cual las frutas y las verduras brindan tantos beneficios es porque con frecuencia son también altos en potasio, mineral que, según se ha demostrado, disminuye la hipertensión (presión arterial alta), una de las principales causas del derrame cerebral. Además, al parecer el potasio reduce la tendencia de la sangre a coagularse, lo cual hace que disminuya aún más el peligro de sufrir de un derrame cerebral. Algunas buenas fuentes de potasio son las papas al horno, los melocotones (duraznos) secos, el cantaloup (melón chino) y la espinaca.

Los alimentos que contienen vitamina B figuran entre los mejores para prevenir el derrame cerebral. Un gran número de estudios han demostrado que el folato y las vitaminas B_{12} y B_6 pueden ayudar a reducir los niveles de un aminoácido natural llamado homocisteína. Esto es importante, porque al subir el índice de homocisteína, el riesgo de sufrir de un derrame cerebral aumenta, según nos lo explica Killian Robinson, cardiólogo de la Fundación Clínica de Cleveland en Ohio.

Las vitaminas B se encuentran en diversos alimentos. Las verduras de hoja verde oscura, tales como la espinaca y la lechuga romana (orejona), son una buena elección cuando se trata de obtener folato a través de la alimentación. La carne, los productos lácteos bajos en grasa y el huevo, por su parte, contienen vitamina B_{12}. Y la vitamina B_6 se encuentra en el plátano, el pollo y el salvado de trigo.

Lo que se come es muy importante cuando se trata de evitar un derrame cerebral, pero de igual manera lo es la cantidad. El sobrepeso tal vez sea la principal causa de la hipertensión (presión arterial alta), la cual aumenta enormemente el riesgo de un derrame cerebral. De hecho, las personas con hipertensión tienen cinco veces más probabilidades de sufrir un derrame cerebral que las personas cuya presión arterial se mantiene dentro de los límites normales. Además, el sobrepeso aumenta la probabilidad de enfermarse de diabetes, la cual también aumenta el riesgo de sufrir un derrame cerebral. "Ésta es otra razón importante para deshacerse de las libras no deseadas", dice el Dr. Pearson. No hay que tener la figura de una modelo para estar sano, agrega el experto. Muchas veces basta con perder de 10 a 20 libras (5 a 9 kg) para que baje la presión arterial y también, por lo tanto, el riesgo de sufrir de un derrame cerebral.

Diabetes

Un nuevo enfoque

Si usted o uno de sus seres queridos es uno de los 1.3 millones de latinos que sufren de la diabetes, le tenemos una noticia animadora: nunca ha habido un mejor momento para enfermarse de diabetes que ahora. Obviamente, nunca hay un buen momento para enfermarse, pero déjenos explicar. Resulta que ya se pasaron para siempre los días en que el médico entregaba a todos sus pacientes la misma lista de lo que se podía comer y de lo que estaba prohibido. Los resultados de las nuevas investigaciones han modificado sustancialmente el antiguo enfoque médico de esta enfermedad, y ya no se receta la misma alimentación a todos. Por lo tanto, probablemente usted pueda disfrutar algunos de sus alimentos favoritos sin poner a su salud en peligro.

Veamos un ejemplo. Si bien lo mejor es limitar el azúcar a cantidades moderadas (lo deberíamos de hacer todos, no sólo los diabéticos), para la mayoría de las personas con diabetes, ésta ha dejado de ser una sustancia prohibida. A algunos diabéticos tal vez se les aconseje reducir la grasa de su alimentación y comer más carbohidratos, mientras que a otros se les indique lo contrario. De hecho, actualmente no es raro que dos diabéticos, aunque tengan la misma edad, el mismo peso y la misma forma física en general, sigan dietas totalmente distintas para controlar su enfermedad.

Sin embargo, en cierto sentido el tratamiento de la diabetes sigue siendo el mismo. La alimentación, o sea, lo que se come y, en algunos casos, lo que se evita comer, es la parte más importante de cualquier tratamiento. Además de mantener un peso saludable y de hacer ejercicios con regularidad, la alimentación sana ayuda a estabilizar la concentración de azúcar en la sangre así como el índice de grasa, dos factores claves para controlar la diabetes.

Hambre en medio de la abundancia

Antes de explorar cómo es posible utilizar la comida para tratar o prevenir la diabetes, demos un breve repaso a lo que implica esta enfermedad. El azúcar es el combustible que asegura el buen funcionamiento de nuestros cuerpos. Los médicos lo llaman "glucosa". Al poco tiempo después de que comamos, la glucosa entra al torrente sanguíneo, el cual la transporta a las células de todo el cuerpo. No obstante, para que la glucosa penetre

CUIDE LOS NÚMEROS

A los diabéticos por lo general se les recomienda que reduzcan su consumo de grasas alimenticias y que obtengan entre el 50 y el 60 por ciento de sus calorías de los carbohidratos complejos. Para las mujeres, esto equivale a entre 240 y 300 gramos de carbohidratos complejos al día; los hombres deben consumir entre 278 y 333 gramos. A continuación enumeramos algunas de las mejores fuentes de carbohidratos.

Alimento	Porción	Grasa (g)	Carbohidratos (g)
Cereales y productos de cereales			
Arroz integral	½ taza	0.8	23.0
Avena cocida	¾ taza	1.8	18.9
Bagel	1 pequeño	1.4	31.0
Cebada perla cocida	½ taza	0.4	22.3
Cheerios	½ taza	2	22
Cracklin' Oat Bran	½ taza	6	36
Espagueti cocido	1 taza	0.9	39.7
Macarrones enriquecidos	1 taza	0.9	39.7
Pan de trigo integral	1 rebanada	0.7	13.8
Wheaties	½ taza	1	24
Verduras			
Brócoli hervido	½ taza	0.3	4.0
Coles (repollitos) de Bruselas, hervidas	½ taza	0.4	6.8
Frijoles (habichuelas) colorados, hervidos	½ taza	0.4	20.1
Maíz (elote, choclo) congelado, cocido	½ taza	0.6	19.3
Pepino	½	0.2	4.4
Tomate	1	0.4	5.7

(continúa)

Alimento	Porción	Grasa (g)	Carbohidratos (g)
Frutas			
Aguacate (palta)	½	15.4	7.4
Cantaloup (melón chino), picado en cubitos	1 taza	0.5	13.4
Kiwi	1	0.3	11.3
Naranja	1	0.2	15.4
Toronja (pomelo), rosada o sangría	½	0.1	9.5
Leche y yogur			
Leche descremada	1 taza	0.6	13.7
Yogur sin grasa	8 onzas (224 g)	0.4	17.4
Yogur natural bajo en grasa	8 onzas	3.5	16

en las células se requiere la presencia de una hormona llamada insulina. Y ahí es donde radica el problema.

En algunos casos los diabéticos no producen una cantidad suficiente de insulina. En otros, la insulina que ellos producen no trabaja de manera eficiente. En ambos casos, la glucosa del torrente sanguíneo no tiene manera de entrar a las células. En cambio, permanece en la sangre, donde adquiere una concentración cada vez más alta con el paso del tiempo. De esta manera, las células se quedan con hambre, lo cual se manifiesta en forma de fatiga, mareos y muchos otros síntomas. Pero esto no lo es todo. El azúcar concentrada en la sangre se vuelve tóxica y termina por dañar los ojos, los riñones, el sistema nervioso e inmunológico, el corazón y los vasos sanguíneos.

La clase más seria de la diabetes —por fortuna es también la menos común— es la diabetes del Tipo I, o dependiente de la insulina. Ésta se da cuando el cuerpo no produce insulina por sí solo, o sólo produce muy poca. Las personas afectadas por la diabetes del Tipo I tienen que tomar insulina a fin de reemplazar la que les hace falta.

La diabetes del Tipo II, es decir, no dependiente de la insulina, es mucho más común. Por lo general, suele darse en personas mayores de 40 años de edad cuyos cuerpos producen cantidades insuficientes de insulina. Llegan a tomar medicamentos orales, pero por lo general, no requieren inyecciones de insulina, al menos no en las etapas iniciales de la enfermedad. Hay varias estrategias alimenticias para combatir la diabetes. A continuación presentamos las más importantes.

Concéntrese en los carbohidratos

Los carbohidratos se encuentran en la mayoría de los alimentos excepto el pescado y todo tipo de carne, incluyendo la de las aves. Es la fuente principal de energía del cuerpo y existe en dos formas. Los carbohidratos complejos, o almidones, se encuentran en alimentos tales como el arroz, los frijoles (habichuelas), la papa y la pasta. Entre los carbohidratos simples o azúcares hay que incluir el azúcar natural de la leche, las frutas y las verduras, al igual que el azúcar blanca procesada y la miel. El cuerpo transforma ambos tipos de carbohidratos, los complejos y los simples, en glucosa, la cual el cuerpo convierte en energía de inmediato, o bien la guarda hasta que la necesite.

La alimentación de la mayoría de los diabéticos debería de incluir más carbohidratos, sobre todo los complejos, de lo que antes se creía. Su médico, dietista o nutriólogo determinará cuántos carbohidratos necesita usted personalmente. Sin embargo, la mayoría de las personas diabéticas deberían de obtener más o menos el 50 por ciento de sus calorías totales de los carbohidratos. Así lo indica el Dr. Stanley Mirsky, profesor clínico adjunto de enfermedades metabólicas en la Escuela de Medicina Mount Sinai de la ciudad de Nueva York.

Una manera muy útil de planear sus menús es por medio de un sistema de conteo de carbohidratos. Una vez que le indiquen cuántos gramos de carbohidratos debe comer, usted mismo decide cómo y cuándo "gastarlos". Según Joan V. C. Hill, R.D., directora de Servicios y Programas Educativos del Centro Joslin para la Diabetes en Boston, no importa que de vez en cuando coma una barra de confitura o un *Danish* de queso, por ejemplo, siempre y cuando lo incluya en la suma total de carbohidratos del día, de la misma manera que si se tratara de un plato de pasta o una taza de arroz.

Fíjese en la fibra

Se ha demostrado que una alimentación alta en fibra lo alivia todo, desde el estreñimiento hasta las enfermedades cardíacas. De acuerdo con el Dr. James W. Anderson, profesor de medicina y nutrición clínica en el Centro Médico del Departamento de Veteranos en el Colegio de Medicina de la Universidad de Kentucky en Lexington, las investigaciones indican que la fibra también puede ser muy importante para controlar el azúcar en la sangre.

Existen dos tipos de fibra, la soluble y la insoluble. La fibra insoluble no se disuelve en agua y se encarga de acelerar el paso de la comida por los intestinos, evitando así el estreñimiento. Sin embargo, según el Dr. Anderson, la fibra que estabiliza la concentración de azúcar en la sangre es la soluble. Al formar un gel pegajoso en el intestino, ayuda a impedir que la sangre absorba la glucosa de una manera demasiado rápida. Esto a su vez ayuda a evitar que la concentración de azúcar en la sangre suba o baje en forma exagerada.

Además, al parecer la fibra soluble aumenta la sensibilidad de las células hacia la insulina. De esta manera, según lo explica Belinda Smith, R.D., dietista investigadora del Centro Médico del Departamento de Veteranos, una mayor cantidad de azúcar pasa de la sangre a las células.

De acuerdo con algunos estudios dirigidos por el Dr. Anderson, las personas afectadas por diabetes del Tipo II que adoptaron una alimentación alta en fibra (y en carbohidratos) lograron mejorar el control sobre el azúcar en la sangre en un 95 por ciento en promedio. Las personas afectadas por la diabetes del Tipo I que siguieron la misma dieta, por su parte, lograron mejorar el control sobre el azúcar en la sangre en un 30 por ciento.

Aumentar su consumo de fibra soluble no es difícil. Simplemente coma más frutas y legumbres y sin duda, la consumirá en cantidades mucho más grandes. Otra fuente es el salvado de avena o la avena cocida. También puede espolvorear sus ensaladas, cereales, yogur o requesón con una cucharada de salvado de avena o germen de trigo, además de comer la fruta con cáscara (cuando se presta a ello) en lugar de pelarla.

Las vitaminas al rescate

Si usted tiene diabetes, las frutas y las verduras ricas en vitaminas C y E pueden llegar a salvar la buena salud de sus ojos, nervios y vasos sanguíneos. Estas vitaminas son antioxidantes, lo cual significa que ayudan a proteger las células de su cuerpo contra los radicales libres, unas moléculas que ocurren en forma natural, pero que se dedican a dañar las células, y que implican un riesgo particular para los diabéticos.

Es posible que los beneficios otorgados por la vitamina C sean aún más directos. Unos investigadores italianos realizaron un estudio en el que dieron 1 gramo de vitamina C al día a 40 diabéticos. Al cabo de cuatro meses, la capacidad de estos pacientes para aprovechar la insulina había mejorado de manera sustancial, tal vez sea porque la vitamina C ayuda a la insulina a penetrar en las células.

El Valor Diario (*DV* por sus siglas en inglés) para la vitamina C es 60 miligramos. La naranja y la toronja (pomelo) son fuentes excelentes de vitamina C, pero no son las únicas. Una taza de brócoli cocido picado, por ejemplo, contiene más de 116 miligramos de este nutriente, o sea, casi el doble del DV. Medio cantaloup (melón chino) tiene más o menos 113 miligramos de vitamina C, y un pimiento (ají, pimiento morrón) rojo (*red pepper*) proporciona 140 miligramos.

La vitamina E brinda muchos beneficios al corazón y es posible que sea particularmente importante para los diabéticos, quienes tienen dos o tres veces más posibilidades de enfermarse del corazón que las personas no afectadas por este mal. Además, las investigaciones indican que la vitamina E, al igual que la C, tal vez ayude a la insulina a trabajar mejor. Un grupo de científicos finlandeses estudió a 944 hombres y encontró que los que poseían el índice más bajo de vitamina E en la sangre tenían cuatro veces más probabilidades de desarrollar diabetes que los que tenían los índices más altos. Al parecer, la vitamina E ayuda de alguna manera a la insulina a transportar el azúcar de la sangre a las células desde los músculos y los tejidos. Por lo menos esto es lo que sospechan los investigadores.

Por si fuera poco, la vitamina E contribuye a evitar que las plaquetas sanguíneas, los elementos de la sangre que propician la coagulación, se vuelvan demasiado pegajosas. Esto es muy importante para los diabéticos, porque sus plaquetas tienden a pegarse con mayor facilidad, lo cual puede provocar enfermedades cardíacas.

El germen de trigo es una fuente excelente de vitamina E; una cuarta taza contiene 6 unidades internacionales (*IU* por sus siglas en inglés), es decir, el 20 por ciento del DV. La batata dulce (camote, *yam, sweet potato*), el aguacate (palta), el camarón y el garbanzo son otras buenas fuentes de la vitamina E.

Protección cromada

Las vitaminas no son el único medio para controlar la diabetes. Se ha demostrado que el mineral cromo, un oligoelemento que se encuentra en el brócoli, la toronja y los cereales de caja enriquecidos, mejora la capacidad del cuerpo para regular el azúcar de la sangre. Así nos lo indica Richard A. Anderson, Ph.D., un bioquímico del Centro de Investigaciones sobre

Nutrición Humana del Departamento de Agricultura de los Estados Unidos ubicado en Beltsville, Maryland.

Los análisis demuestran que la cantidad de cromo que circula por la sangre de los diabéticos es menor que en el caso de los que no sufren de esta enfermedad. En un estudio se dieron 20 microgramos diarios de cromo a ocho personas que les era difícil regular el azúcar en la sangre. Al cabo de cinco semanas, la concentración de azúcar en su sangre disminuyó hasta en un 50 por ciento. Las personas que no tenían ninguna dificultad para regular el azúcar en la sangre, a quienes también se le dieron el cromo, no experimentaron ningún cambio de este tipo.

Usted puede aumentar su reserva de cromo con la ayuda de los alimentos que contienen este mineral. Una taza de brócoli contiene 22 microgramos, el 18 por ciento del DV. Un *waffle* de 2½ onzas (70 g) proporciona casi 7 microgramos, o sea, el 6 por ciento del DV, mientras que en una porción de 3 onzas (84 g) de jamón de pavo se encuentran 10 microgramos, es decir, el 8 por ciento del DV.

La suma de los factores

Para tratar y prevenir la diabetes por medio de la alimentación, no basta con simplemente agregar unos cuantos alimentos curativos a su menú. Hay que diseñar una dieta completa que reúna todos los elementos individuales —la fibra, las vitaminas, los minerales y todo lo demás— en un solo programa bien armado. Si usted tiene diabetes, tal vez sería bueno juntarse con un dietista para desarrollar un menú que mejore el control del azúcar en la sangre, que se lleve bien con los medicamentos y que se adapte a sus preferencias y estilo de vida personales.

El mejor lugar para empezar es con una variedad de alimentos ricos en fibra. El Dr. James Anderson recomienda que los diabéticos consuman de 10 a 12 gramos de fibra soluble al día, o bien 35 gramos de fibra dietética en total al día. La fibra soluble se encuentra en abundancia en las frutas, la avena, la cebada y las legumbres, mientras que la insoluble forma parte, principalmente, del salvado de trigo, los cereales y las verduras.

No es necesario que se ponga a contar los gramos de fibra fanáticamente. Según Smith, satisfará sus necesidades fácilmente con 3 a 5 porciones de verduras, 2 a 4 porciones de fruta y 6 a 11 porciones de pan, cereal, pasta y arroz al día.

Dos fuentes excelentes de fibra son las coles (repollitos) de Bruselas y los frijoles (habichuelas). Media taza de coles de Bruselas contiene 2 gramos de fibra soluble de un total de 4 gramos de fibra (más de la que se encuentra en una taza de pasta). Media taza de frijoles colorados proporciona casi 3 gramos de fibra soluble de un total de casi 7 gramos de fibra. La vitamina C es imprescindible para los diabéticos, quienes deben de saber que este nutriente se destruye fácilmente durante el proceso de cocción. El brócoli cocido, por ejemplo, posiblemente no retenga más del 45 por ciento de su vitamina C. Una mejor forma de preparación es al vapor, ya que así se salva hasta un 70 por ciento de este nutriente. La mejor opción es el horno de microondas, que conserva hasta un 85 por ciento.

Para aumentar su consumo de vitamina C se recomienda, además, escoger la fruta más madura. Un tomate color rojo escarlata, una fresa granate y un kiwi de un intenso tono gris verdoso contienen muchos más nutrientes que las frutas que aún no alcanzan su madurez.

Para obtener la mayor cantidad posible de vitamina E, es necesario utilizar aceites ricos en grasas poliinsaturadas de vez en cuando, como los de soya, maíz o girasol. Por supuesto no ofrecen los mismos beneficios que las grasas monoinsaturadas, como el aceite de oliva. Sin embargo, si se usan con moderación, ayudarán a subir su índice de vitamina E a un nivel saludable.

Si usted está tratando de obtener más cromo, la cebada es una buena elección. Un estudio realizado con animales en Inglaterra descubrió que este cereal ayuda a controlar la concentración de azúcar en la sangre. La cebada sirve para preparar unas sopas o panes muy ricos y queda muy bien con cualquier cacerola (guiso).

Para que su cuerpo retenga la mayor cantidad posible de cromo, el Dr. Richard Anderson recomienda que coma grandes cantidades de carbohidratos complejos, como los de la pasta o los *bagels*. Cuando se comen muchos alimentos con azúcar, por el contrario, el cuerpo empieza a expulsar el cromo. Por lo tanto, indica el experto, aunque no tiene nada de malo disfrutar una merienda (botana, refrigerio) dulce de vez en cuando, hay que concentrarse más bien en los alimentos integrales, los cuales son más saludables.

ENFERMEDADES CARDÍACAS

Comidas que le llegan al corazón

L os médicos no siempre han sabido lo que les conviene a nuestros corazones. Hace sólo unas cuantas décadas no nos decían que cuidáramos nuestra alimentación, y se consideraba aceptable el fumar. Todo ha cambiado.

Después de dedicar casi 40 años a investigar la razón por la cual las enfermedades cardíacas se han convertido en el enemigo número uno de nuestra salud, los científicos han encontrado soluciones bastante sencillas para proteger el corazón. Es indispensable hacer ejercicios con regularidad, por supuesto, además de dejar de fumar. Sin embargo, el factor más importante para proteger la salud del corazón es una alimentación sana. La mejor manera de reducir el colesterol y la hipertensión (presión arterial alta), dos de los factores de riesgo más grandes para el corazón, es consumir los alimentos adecuados.

Aquí le vamos a enseñar cuáles son sus mejores opciones para prevenir las enfermedades cardíacas a través de la buena alimentación.

Las grasas malas

Es muy sencillo. La grasa saturada, la cual se encuentra sobre todo en las carnes rojas, la mantequilla y otros alimentos de origen animal, es sumamente mala para el corazón. Un sinnúmero de estudios han demostrado que el riesgo de sufrir de una enfermedad cardíaca aumenta entre más grasa saturada se consume.

De acuerdo con el Dr. Michael Gaziano, director de epidemiología cardiovascular en el Hospital Brigham and Women's de Boston, el consumo de los alimentos altos en grasa saturada aumenta el índice del colesterol lipoproteínico de baja densidad (o *LDL* por sus siglas en inglés) en la sangre, lo cual aumenta la posibilidad de que se obstruyan las arterias. Es más, los alimentos altos en grasa saturada con frecuencia también contienen mucho colesterol.

"Lo mejor que se puede hacer para disminuir el riesgo de sufrir una enfermedad cardíaca es reducir la cantidad de grasa saturada en la alimentación a menos del 10 por ciento de las calorías totales que se consume", sugiere el Dr. Gaziano.

De acuerdo con el Dr. Gaziano, otras grasas problemáticas, conocidos como los ácidos transgrasos, aumentan de una manera significante el índice de colesterol en la sangre.

De hecho, es una ironía que los ácidos transgrasos se encuentran principalmente en la margarina, la cual se diseñó como una alternativa saludable para la mantequilla que contiene mucha grasa saturada. Sin embargo, algunos estudios demuestran que tal vez la margarina no sea la mejor opción. La verdad es que los ácidos transgrasos quizás sean tan nocivos para la salud como la grasa saturada de la mantequilla. Así lo indica Christopher Gardner, Ph.D., investigador del Centro de Investigación para la Prevención de las Enfermedades de la Universidad de Stanford ubicado en Palo Alto, California. Por lo tanto, sería mejor no comer ninguno de los dos en exceso. Hay que estar alerta, además, porque la margarina no es el único problema. Muchas galletitas, tortas (bizcochos) y otras meriendas (botanas, refrigerios) contienen aceite parcialmente hidrogenado (*partially hydrogenated oil*), el cual también es alto en ácidos transgrasos.

Las grasas buenas

A diferencia de la grasa saturada y de los ácidos transgrasos, algunas grasas son más saludables que otras. Y son fáciles de reconocer. Busque el prefijo "in" dentro de la palabras de grasa, tales como en grasa "poliinsaturada" o "monoinsaturada". (En las etiquetas escritas en inglés, busque *"monoun-saturated"* y *"polyunsaturated"* junto a la palabra *"fat"* o grasa.) Si bien no dejan de tener muchas calorías, en pequeñas cantidades estas grasas aportan varios beneficios a su salud.

Según se ha demostrado, tanto la grasa monoinsaturada (que se encuentra en los aceites de oliva y de *canola* y en la mayoría de las nueces) como la grasa poliinsaturada (que se encuentra en los aceites de maíz, cártamo y girasol) reducen los niveles del peligroso colesterol LDL (el "malo") sin reducir los niveles del colesterol "bueno" o lipoproteínico de alta densidad (o *HDL* por sus siglas en inglés). Esto es importante, porque se necesita el colesterol HDL para expulsar el colesterol "malo" del cuerpo.

Por lo general, según el Dr. Gardner, cualquiera de estos dos tipos de aceites —en comparación con la grasa saturada o los ácidos transgrasos— es una opción excelente.

Todavía hace falta mencionar otro tipo de grasa saludable, los ácidos grasos omega-3. Estos ácidos se encuentran en la mayoría de los pescados y también en la semilla de lino, y ayudan a evitar que se formen coágulos en la sangre. Además, ayudan a disminuir el índice de triglicéridos, un tipo de grasa sanguínea que en grandes cantidades tal vez aumente el riesgo de sufrir de enfermedades cardíacas.

Diversos estudios demuestran que el consumo de pescado una o dos veces por semana (el salmón es una buena opción, porque contiene grandes cantidades de ácidos grasos omega-3) puede mantener despejadas sus arterias y fomentar el buen funcionamiento del corazón.

Un corazón feliz gracias al folato

Hace casi 30 años, un patólogo de Harvard planteó la posibilidad de que la causa principal de las enfermedades cardíacas quizás podría ser la insuficiencia vitamínica. La idea parecía tan descabellada que nadie le hizo caso.

Ahora, en lugar de reírse, los científicos están investigando la cuestión, porque todo parece indicar que el folato, una vitamina B que existe en abundancia en los frijoles (habichuelas) y las verduras de hojas verde oscuro, quizás sea muy importante para prevenir los ataques cardíacos.

El folato se encarga de reducir los niveles de un aminoácido llamado homocisteína. Si bien el cuerpo necesita la homocisteína para producir tejidos musculares y óseos, en grandes cantidades este aminoácido llega a dañar los vasos sanguíneos y a hacer que se endurezcan las arterias.

"Los índices altos de homocisteína contribuyen en importante medida a las enfermedades cardíacas", explica el Dr. Gardner. "Y al parecer es posible bajar los índices de homocisteína fácilmente por medio de cantidades moderadas de folato en la alimentación."

No se necesita mucho folato para gozar de estos beneficios. El Valor Diario (*DV* por sus siglas en inglés) de 400 microgramos probablemente sea más que suficiente, opina el Dr. Gardner. Las espinacas son una buena fuente de folato, ya que una taza de esta verdura contiene 109 microgramos de folato, casi el 28 por ciento de su DV. La lenteja es mejor aún; media taza de esta legumbre contiene 179 microgramos de folato, es decir, el 45 por ciento del DV. Hasta un vaso de 6 onzas (180 ml) de jugo de naranja proporciona 34 microgramos de folato, el 8 por ciento del DV.

¡Arriba los antioxidantes!

Hace años que los médicos saben que el colesterol LDL del cuerpo hace daño, pero hasta hace poco no sabían por qué. Ahora sí saben.

Resulta que cada día, su cuerpo produce unas moléculas perjudiciales de oxígeno conocidas como radicales libres, las cuales dañan las células sanas del cuerpo. Este proceso, que se llama "oxidación", hace que el colesterol se pegue en las paredes de las arterias.

Las frutas, las verduras y otros alimentos que contienen antioxidantes, tales como el betacaroteno y las vitaminas C y E, son sus mejores defensas contra la oxidación y las enfermedades cardíacas. De hecho, se supone que la presencia en el cuerpo de un grupo de antioxidantes en particular, los flavonoides, es la causa principal por la cual los holandeses y los franceses tienen corazones tan saludables, a pesar de que comen alimentos que no se consideran buenos para la salud.

LA PRUEBA DEL ÁCIDO

Cuando los científicos empezaron a estudiar el jugo de arándano agrio (*cranberry*) como posible cura para las infecciones del tracto urinario (o *UTI* por sus siglas en inglés), sospechaban que su poder curativo radicaba en su alto contenido de ácidos. Se suponía que una orina ácida crearía un ambiente menos grato para las bacterias.

Al poco tiempo, algunas personas empezaron a tratar de aliviar estas infecciones con otras sustancias muy ácidas, como la vitamina C o grandes cantidades de naranjas y tomates (jitomates).

Desde entonces se ha demostrado que el poder curativo tal vez no se encuentre en el ácido. De hecho, algunos médicos están convencidos de que la creación de un ambiente muy ácido sólo sirve para irritar más aún una vejiga ya inflamada.

Aún no se sabe con certeza si las mujeres afectadas por la UTI deben de comer o evitar los alimentos ácidos, o bien dejar de preocuparse por ellos. Sin embargo, algo que los médicos sí recomiendan es que haga caso de lo que su cuerpo le indique. Si usted tiene una infección, tal vez observe que ciertos alimentos, como las frutas cítricas, el tomate, el queso añejo, los alimentos condimentados y el café, aumentan el dolor a la hora de orinar. En tal caso, lo mejor sería evitarlos hasta que desaparezca la infección.

Un estudio llevado a cabo en los Países Bajos, por ejemplo, demostró que los hombres que comían la mayor cantidad de alimentos ricos en flavonoides, particularmente manzanas, té y cebolla, tenían sólo la mitad de las probabilidades de enfermarse del corazón que los que comían menos de estos alimentos. Es posible que el consumo de flavonoides de los franceses también explique por qué ellos, que comen más grasa y colesterol que los estadounidenses, tienen un índice de mortalidad por enfermedades cardíacas 2½ veces menor que el de los habitantes de los Estados Unidos.

Los médicos todavía no saben con toda seguridad cuáles son los alimentos —o los compuestos que se encuentran en los alimentos— que trabajan de la manera más eficaz. El Instituto Nacional del Cáncer sugiere comer entre cinco y nueve porciones diarias de una gran variedad de frutas y verduras.

"No hay pierde si come muchas frutas y verduras", explica el Dr. Gardner. "Un estudio tras otro ha demostrado que las personas que comen una cantidad grande de estos alimentos saludables tienen los índices más bajos de enfermedades cardíacas."

Fibra para fortalecer el corazón

Además de todos los nutrientes mencionados, hay que hacerle mucho caso a la fibra. Ningún programa para proteger el corazón estaría completo sin ella.

La fibra, sobre todo la soluble que se encuentra en los frijoles (habichuelas), las frutas y los cereales, se enlaza con el colesterol del cuerpo y ayuda a expulsar esta sustancia junto con los desechos físicos. Así lo explica Diane Grabowski-Nepa, R.D., dietista y asesora en nutrición del Centro Pritikin para la Longevidad ubicado en Santa Mónica, California.

De hecho, la fibra tiene una eficacia asombrosa. Un equipo de investigadores de Harvard observó que al agregar sólo 10 gramos diarios de fibra a la alimentación de un grupo de hombres, su riesgo de sufrir de un ataque cardíaco se redujo en casi un 30 por ciento.

El DV de la fibra son 25 gramos. Entre las mejores fuentes están los cereales integrales, las legumbres tales como los garbanzos, los frijoles colorados y las habas blancas (*lima beans*) y frutas secas como los higos, las manzanas y los melocotones (duraznos).

Un pequeño brindis de salud

En muchos países es costumbre brindar por la salud de los amigos con una copa de vino. Ahora resulta que el contenido de esa copa tiene el poder de hacer realidad esos deseos.

Diversos estudios han demostrado que el consumo de cantidades moderadas de alcohol hace que suban los índices del colesterol HDL "bueno". Además, el alcohol es para la sangre como el aceite para el motor de su automóvil. Hace un poco más resbaladizas las plaquetas, unos discos pequeñitos que ayudan a la sangre a coagularse; por lo tanto, hay menos probabilidad de que se peguen y provoquen coágulos en el torrente sanguíneo, los cuales pueden hacer daño a su corazón.

Todo tipo de alcohol puede ayudar a aumentar la cantidad de colesterol HDL y reducir la tendencia de la sangre a coagularse. Sin embargo, el vino tinto debe recomendarse de manera especial, porque también contiene flavonoides, un nutriente importante para la salud del corazón.

Para aprovechar los beneficios del alcohol sin los problemas que cause, los médicos aconsejan tomar con moderación. Para los hombres, esto significa no rebasar el límite de dos bebidas al día. Las mujeres, por su parte, son más susceptibles a los efectos del alcohol y deben limitarse a una bebida al día. (Una bebida se define como 12 onzas/360 ml de cerveza, 5 onzas/150 ml de vino o 1½ onzas/45 ml de las bebidas más fuertes.)

INFECCIONES DEL TRACTO URINARIO

Líquidos que las liquidan

Durante mucho tiempo, los médicos rechazaban la idea de curar las infecciones del tracto urinario (*UTI* por sus siglas en inglés) por medio de la alimentación. Pensaban que sólo era un mito. Sin embargo, cada vez se reúnen más pruebas de que las bebidas que uno toma pueden prevenir e incluso tratar esta dolorosa afección.

Las UTI se dan cuando las bacterias se instalan en la vejiga o la uretra (el tubito por el que pasa la orina). Causan dolor al orinar, o bien se tiene que orinar con más frecuencia. Las UTI, que son más comunes en las mujeres que en los hombres, por lo general se tratan con antibióticos, los cuales tardan unos días en eliminar el problema.

De acuerdo con ciertas investigaciones, el jugo de arándano agrio (*cranberry*) no sólo ayuda a prevenir las UTI sino que acelera el proceso de recuperación si la infección ya se presentó. Dentro del marco de un estudio realizado por un grupo de investigadores en Boston, 153 mujeres tomaron durante seis meses 10 onzas (300 ml) diarios de jugo de arándano agrio o la misma cantidad de un líquido idéntico en apariencia. Las mujeres que estaban tomando el jugo de arándano agrio resultaron tener un 58 por ciento menos probabilidades de desarrollar una UTI que las que estaban tomando el otro líquido.

En opinión de los investigadores, es posible que las mujeres propensas a sufrir de UTI tengan células más "pegajosas" en la uretra, a las que las bacterias se fijan con mayor facilidad. Al parecer el arándano agrio contiene una sustancia aún no identificada que sirve como una especie de recubrimiento antiadherente para estas células y facilita la eliminación de las bacterias.

Por cierto, el jugo de arándano agrio no es el único que sirve para combatir las UTI. Los científicos creen que el jugo de arándano azul (*blueberry*) posiblemente tenga un efecto semejante. Desde luego también se obtienen ciertos beneficios al comer los arándanos mismos en su estado natural. Sin embargo, los jugos de estos ofrecen una manera más conveniente de obtener una mayor cantidad de compuestos protectores.

Por eso los médicos recomiendan que las mujeres que con frecuencia sufren de UTI tomen 10 onzas diarias de jugo de arándano agrio o de jugo de arándano azul, si logran encontrarlo.

Nota del editor: Algunos profesionales de la salud dicen que el jugo de arándano agrio que se usa para combatir los UTI debe ser el que no contiene edulcorantes. Ellos afirman que el jugo tiene que ser agrio para funcionar contra los UTI. Si quiere probar este jugo de arándano agrio sin edulcorantes, búsquelo en las tiendas de productos naturales. En la etiqueta dirá: *"cranberry juice"* y *"unsweetened"*, lo cual significa que no tiene edulcorantes. Tome en cuenta que este jugo sin edulcorantes por lo general es más caro que el jugo normal.

La fuerza purificadora del agua

Es posible prevenir las UTI por medio de otra estrategia líquida aún más sencilla que la de los jugos. Ocho vasos de agua de 8 onzas (240 ml) cada uno, tomados diariamente, ayudarán a su cuerpo a deshacerse de las bacterias antes de que provoquen una infección.

El agua resulta particularmente importante el día de su examen ginecológico anual. A muchas mujeres les da una UTI después de este examen, quizá porque los instrumentos utilizados irritan la vagina y acercan las bacterias al orificio externo de la uretra, donde hay más posibilidad de que causen una infección. Para mantener el tracto urinario libre de bacterias, basta con tomar dos grandes vasos con agua, uno antes del examen y el otro después, y luego ir al baño.

Presión arterial alta

Control culinario

L a presión arterial alta (hipertensión) se ha ganado la fama de ser una "asesina silenciosa", pero en realidad nadie muere directamente a causa de esta. Las enfermedades que matan son los derrames cerebrales, los ataques cardíacos y la insuficiencia cardíaca. Sin embargo, la hipertensión tiene que ver, por lo menos en parte, con todos y cada uno de estos males. Es un gran problema entre los latinos en los EE.UU. Por ejemplo, este problema afecta al 25 por ciento de los hombres mexicoamericanos y al 22 por ciento de las mujeres mexicoamericanas. El 23 por ciento de hombres cubanoamericanos y el 16 por ciento de mujeres cubanoamericanas tienen la presión arterial alta. Entre los puerrtorriqueños, las cifras no son tan alarmantes, pero tampoco son muy alentadores: el 16 por ciento de los hombres puertorriqueños y el 12 por ciento de las mujeres puertorriqueñas tienen la presion arterial alta. No hay estadísticas para todos los hispanos radicados en los EE.UU., pero hay indicaciones que éste es un problema que afecta a todos los grupos étnicos hispanos, no solamente estos tres.

Sobre todo, lo que da miedo con la hipertensión es que puede durar años sin provocar síntoma alguno. No se siente ni se ve. Sólo se descubre con la ayuda de un esfigmomanómetro, un trabalenguas que no significa más que "instrumento para medir la presión arterial".

No obstante, por muy discreta que sea la hipertensión, muchas veces tiene efectos mortales. "La hipertensión no es más que el reflejo de un sistema cardiovascular a punto de estallar internamente", dice el Dr. John A. McDougall, director médico del Programa McDougall en el Hospital Saint Helena de Napa Valley, California. "No obstante, si su alimentación es buena —muchas frutas y verduras más alimentos basados en almidones, en lugar de alimentos con mucha grasa y azúcar—, usted puede cambiar todo eso."

La hipertensión al ataque

¿Cómo es posible que la hipertensión cause tantos problemas? Fundamentalmente, impulsa la sangre por las arterias con un exceso de fuerza. Esta sangre impulsada demasiado lastima secciones de arterias, lo cual causa que se formen coágulos que tapan arterias. Además, cuando ya hay coágulos formados en arterias dañadas, esta sangre impulsada, golpea y afloja los coágulos, sacándolos de donde están y llevándolos aquí y allá por todo el torrente sanguíneo. Entonces si los coágulos andan viajando por el torrente sanguíneo, pueden alojarse en una arteria más pequeña —por ejemplo, en una de las arterias que suministran sangre al corazón— y esto obviamente es peligroso.

Los expertos no saben explicar qué es lo que causa la hipertensión exactamente, pero tienen muy presentes los diversos factores que la favorecen: un alto índice de colesterol, el endurecimiento de las arterias, enfermedades del riñón y un exceso de sal en la alimentación, en el caso de las personas sensibles al sodio.

La mayoría de los casos de hipertensión —más o menos el 80 por ciento de ellos—, se clasifican como benignos, o bien de Fase 1. Si cuando a usted le miden la presión, y ésta se encuentra entre 140 y 159 sobre 90 a 99, su hipertensión es benignos. (La cifra superior mide la presión sistólica, o sea, la fuerza con la que su corazón trabaja para enviar la sangre a sus arterias. La cifra inferior se refiere a la presión diastólica y mide la presión ejercida por la sangre sobre las paredes arteriales entre cada latido del corazón.) Una presión arterial normal es de menos de 130 sobre 85.

La hipertensión benigna responde muy bien a diversos tratamientos que no implican medicamentos. Si usted se alimenta bien y hace ejercicios adecuados, tal vez logre controlar su presión arterial sin medicamentos (los cuales con frecuencia causan efectos secundarios bastante molestos). Sin embargo, no se deje engañar por el adjetivo "benigno". "La mayoría de los ataques cardíacos y derrames cerebrales se dan en personas que tienen hipertensión de Fase 1, explica el Dr. Norman Kaplan, profesor de medicina interna y jefe del departamento de hipertensión en el Centro Médico del Sudoeste de la Universidad de Texas en Dallas.

Un grupo de investigadores de la Universidad de la Columbia Británica en Vancouver revisaron 166 estudios relacionados con tratamientos para la hipertensión, tanto medicinales como sin medicamentos, a fin de comparar su eficacia. Observaron que bajar de peso (además de hacer ejercicios) servía para reducir la presión arterial en la misma medida que los medicamentos. También resultó eficaz bajar el consumo de sodio y de alcohol y aumentar la cantidad de potasio obtenido a través de la alimentación. En los Estados Unidos, algunos científicos han comenzado a estudiar el potencial de la fibra y de otros dos minerales, el magnesio y el calcio, para reducir la presión arterial. A continuación le resumimos lo que hasta el momento han encontrado.

Cómo quitarle un peso a su corazón

Todos los expertos están de acuerdo en que lo primerísimo que hay que hacer cuando se quiere bajar la presión arterial es bajar de peso. Tienen buenos motivos para esta recomendación. Las personas que rebasan su peso ideal en un 30 por ciento son las más propensas a tener hipertensión. Sin embargo, hay buenas noticias. Basta con bajar de 5 a 10 libras (2 a 5 kg) para lograr un cambio favorable en su presión arterial.

¿Qué relación hay entre el peso y la presión? Entre más tejidos posee el cuerpo, más duro tiene que trabajar el corazón para nutrirlos. Y este esfuerzo aumenta la presión sobre las paredes arteriales.

Todo mundo sabe que bajar de peso no es fácil. Sin embargo, el ejercicio ayuda. Y lo mejor es que se pueden matar dos pájaros de un tiro, porque la mejor dieta para bajar de peso también es la que más conviene para controlar la presión arterial: una alimentación baja en grasa que incluye grandes cantidades de frutas y verduras.

"Realmente hacemos hincapié en una alimentación baja en grasa y alta en frutas y verduras. Es casi seguro que baje su presión arterial, porque reduce el sodio y aumenta todas las sustancias buenas que, según plantean las hipótesis, bajan la presión arterial —fibra, calcio y potasio—, y también es una forma eficaz de lograr la pérdida de peso", dice Pao-Hwa Lin, Ph.D., directora de la unidad de investigación en nutrición clínica del Centro Sarah W. Stedman para Estudios en Nutrición del Centro Médico de la Universidad de Duke en Durham, Carolina del Norte.

Una alimentación baja en grasa no puede incluir grandes cantidades de carne roja, la cual está llena de grasa saturada. Tampoco va a tomar en cuenta muchos alimentos procesados, con frecuencia muy altos en grasa. Además, los alimentos procesados son altos en sal y bajos en potasio. Por lo tanto, al eliminarlos estará acabando con tres problemas de un solo golpe.

La historia de la sal

Muchos expertos opinan que más o menos la mitad de las personas que sufren hipertensión son sensibles a la sal, lo cual significa que su presión arterial depende de la cantidad de sal que comen. "Sin embargo, existe cierta controversia con respecto a esta cuestión", dice el Dr. Lawrence

Appel, profesor adjunto de medicina y epidemiología de la Escuela de Medicina de la Universidad Johns Hopkins en Baltimore. "Creo que la mayoría de las personas son sensibles a la sal, pero la reacción de algunos es más fuerte que la de otros", indica el experto. "Además, al igual que los afroamericanos, las personas mayores tienden a ser más sensibles a la sal."

Veamos lo que sucede. Cuando se come la porción de sodio típica de un habitante de los Estados Unidos —de 3,000 a 6,000 miligramos al día o incluso más, lo cual está muy por arriba del límite recomendado de 2,400 miligramos—, la presión arterial sube. Si una persona es sensible a la sal, el sodio que ésta contiene hace que su cuerpo atraiga el agua como si fuera una esponja. Al absorber el agua, los vasos sanguíneos se expanden y producen una presión más fuerte. El sodio también llega a dañar las paredes de los vasos sanguíneos, lo cual ocasiona cicatrices y una tendencia creciente a que se tapen.

"Si usted tiene hipertensión, debe reducir su consumo de sodio a la mitad", dice el Dr. Kaplan. "No ponga sal en la mesa ni la agregue a los alimentos que cocina. Evite la mayoría de los alimentos procesados, la fuente del 80 por ciento del sodio en la alimentación estadounidense. Si su presión arterial no baja con todo eso, entonces el sodio no es el culpable", agrega el experto.

Según el Dr. Kaplan, la presión arterial de más o menos la mitad de las personas que tienen hipertensión bajaría en 5 puntos (o más) si redujeran su consumo de sodio a la mitad.

Bondades minerales

El potasio y el calcio son dos minerales cuya acción puede compararse con la de un masaje cuando el cuerpo está tenso. Ayudan a que los vasos sanguíneos se relajen. Cuando las arterias se relajan, se dilatan, es decir, se hacen más grandes, y le dan a la sangre el espacio que necesita para fluir con toda calma, o sea, sin problemas y sin presión.

"Se puede pensar en el potasio como lo opuesto del sodio", dice el Dr. Harvey B. Simon, profesor adjunto de medicina en la Escuela de Medicina de Harvard. El potasio ayuda al cuerpo a expulsar el sodio. Por lo tanto, entre más potasio contiene la alimentación, más sodio se elimina. Al examinar a más de 10,000 personas en 32 países, *INTERSALT*, un estudio que sentó precedentes, descubrió que las personas con la mayor cantidad de potasio en su sangre tenían la presión arterial más baja, mientras que la presión arterial más alta se manifestaba en las personas en cuya sangre había la menor cantidad de potasio.

MINAS DE SAL

Si usted se ha informado acerca del sodio y necesita cuidar su presión arterial, ya sabe que debe evitar alimentos como las hojuelas de todo tipo o los pepinillos salados. Sin embargo, el sodio aparece en muchos alimentos donde uno no lo esperaría. Tanto el bicarbonato como el polvo de hornear, por ejemplo, están hechos de bicarbonato de sodio. La fruta seca contiene sulfito de sodio, y el helado con frecuencia tiene caseinato de sodio y alginato de sodio. Incluso la persona más alerta puede pasar por alto algunas minas de sal. Cuídese de las siguientes:

Catsup (ketchup). Una cucharada contiene 156 miligramos de sodio.

Dulces. Un Danish de fruta tiene 333 miligramos de sodio, mientras que uno de queso contiene 319. Los *scones* y los *biscuits* de polvo de hornear por lo común también contienen una gran cantidad de sodio.

Queso. La mayoría de los quesos son ricos en sodio. Esto incluye el requesón (*cottage cheese*). Una porción de media taza contiene 425 miligramos.

"Las frutas y las verduras son por naturaleza bajos en sodio y altos en potasio", explica la Dra. Lin. "Una alimentación alta en verduras y frutas casi reproduce la alimentación vegetariana, que como se sabe está relacionada con una presión arterial más baja." Algunos alimentos particularmente ricos en potasio son los frijoles (habichuelas), la papa, el aguacate (palta), la almeja al vapor, las habas blancas (*lima beans*), el plátano amarillo (guineo, banana) y las frutas secas, como los albaricoques (chabacanos, damascos) y las pasas.

Diversos estudios han demostrado que existe una relación semejante entre el calcio y la presión arterial. De acuerdo con algunos de ellos, un consumo muy bajo de calcio hasta puede convertirse en un factor de riesgo para desarrollar hipertensión (presión arterial alta). El Estudio Framingham del Corazón, que también marcó un hito en estas investigaciones, examinó el consumo de calcio de 432 hombres. Quienes más calcio consumían (entre 322 y 1,118 miligramos al día) tenían un 20 por ciento menos riesgo de sufrir hipertensión que quienes menos comían (de 8 a 109 miligramos al día).

Para que quede más claro de lo que estamos hablando, una taza de yogur sin grasa contiene más o menos 415 miligramos de calcio, mientras que un vaso de leche descremada tiene aproximadamente 352 miligramos. Además de los lácteos bajos en grasa y sin grasa, otras fuentes muy buenas de calcio son el tofu, el jugo de naranja enriquecido con calcio, la col rizada, el brócoli y las berzas (repollo, bretón, *collard greens*).

Cómo comer bien

Un buen lugar para empezar es convirtiéndose en lo que el Dr. Appel llama un "consumidor activo". Es decir, lea las etiquetas. Antes de comprar cualquier alimento provisto de una etiqueta con información sobre su valor nutritivo, revise bien el contenido de sodio. Una lata de 8 onzas (224 g) de tomate cocido puede contener más de 800 miligramos de sodio, mientras que otra tal vez sólo tenga 70. "Muchas veces cuesta trabajo encontrar un cereal bajo en sodio", agrega el Dr. Appel. "El de trigo desmenuzado *shredded wheat* es uno de los bajos en sal."

Sodium-free (sin sodio) es una buena indicación que buscar en las etiquetas. También lo es *low-sodium* (bajo en sodio). Por el contrario, no se confíe al ver la palabra *light*. Una salsa de soya *light*, por ejemplo, de todas maneras puede contener 605 miligramos de sodio por cucharada.

Muchos tipos de pan califican como alimentos nutritivos y saludables. Sin embargo, en ocasiones contienen mucha sal. Si lo compra fresco en la panadería y no viene con etiqueta, no olvide preguntar cuánta sal trae cada hogaza. "La cantidad varía mucho, y puede ser casi nada o tan alto como dos cucharadas usadas en una hogaza de 2 libras (0.9 kg)", dice Brian Johnson, un chef pastelero en la dulcería Metropolitan Bakery en Filadelfia.

Al comprar alimentos enlatados, la sal llega a convertirse en un verdadero problema. No obstante, en la mayoría de los casos basta con lavar el alimento para eliminar una buena parte de la sal. Si no encuentra una lata de frijoles (habichuelas) bajos en sodio, por ejemplo, puede lavarlos para deshacerse de por lo menos la mitad de la sal con que se envasó, indica Neva Cochran, R.D., asesora de nutrición en Dallas y portavoz de la Asociación Dietética de los Estados Unidos. Los mejores resultados se obtienen lavando alimentos como los frijoles o el atún dos veces bajo el chorro del agua.

Las frutas y las verduras frescas son la base de una alimentación que garantiza una presión arterial sana. Por lo tanto, siempre debe de buscar maneras de comer más frutas y verduras. La Dra. Lin tiene las siguientes recomendaciones para que lo logre con facilidad.

• Ase las verduras en el horno después de rociarlas levemente con aceite de oliva ligero.

• Compre verduras para ensalada lavadas e incluso picadas de antemano, para los días en que esté demasiado ocupado para hacerlo usted mismo.

• Cuando salga a comer a un restaurante, pida un plato con fruta como entremés.

• Prepare dos cenas vegetarianas a la semana.

Al pasar por la sección de frutas y verduras, no olvide llevarse unas manzanas, peras y naranjas. Estas tres frutas son las reinas de la fibra. Además, según los resultados que los estudiosos del corazón están empezando a obtener a través de sus investigaciones, la fibra no sólo reduce la cantidad de colesterol peligroso en el cuerpo, sino que posiblemente también haga bajar la presión arterial. La fibra de la fruta hizo alarde de poder curativo en un estudio llevado a cabo por la Escuela de Medicina de Harvard, el cual abarcó a más de 30,000 hombres. Los hombres examinados que comían menos de 12 gramos de fibra de fruta al día (la correspondiente más o menos a cuatro naranjas o a tres manzanas o peras) tenían un 60 por ciento más probabilidades de sufrir hipertensión.

Por último, es imprescindible que reduzca la cantidad de grasa en su alimentación. Sin embargo, no se tiene que convertir en un fanático de estas medidas. En lugar de cortar la grasa de tajo, hágalo poco a poco. La Dra. Lin recomienda ir haciendo cambios pequeños que de manera gradual vayan reduciendo a la mitad la cantidad total de grasa que come. Compre sustitutos de mantequilla y margarinas más bajas en grasa. En lugar de aceites líquidos o mantequilla, sofría (saltee) sus alimentos con aceite en aerosol. Cambie la mayonesa por mostaza siempre que esto sea posible, y a la hora de elegir una merienda (botana, refrigerio), opte por *pretzels* bajos en sal en lugar de papitas fritas.

Sobrepeso

Cómo comer para perder

¡Cuántas promesas se les hacen a las personas que quieren bajar de peso! "Pierda una libra (448 g) al día, ¡sin dietas!" "¡La crema que quema grasa mientras usted duerme!"

Desafortunadamente, no es tan fácil. Pero aun así, seguimos probando estas dietas "milagrosas", aunque lo único milagroso que tengan sea el hecho de que las volvamos a intentar una y otra vez.

Para bajar de peso de manera definitiva no se requieren milagros. Todo se basa en un principio sencillo, según Simone French, Ph.D., profesora adjunta de epidemiología en la Universidad de Minnesota en Minneapolis. "La energía que entra es igual a la energía que sale", explica la experta. "Si se consume más energía de la que se gasta, se sube de peso. Si se consume menos energía de la que se gasta, se pierde peso."

Dicho de otra manera, las calorías cuentan. La cantidad de calorías que consumimos tiene que ser menor que la cantidad de calorías que quemamos. El ejercicio también cuenta, porque ayuda a quemar calorías.

Además, los investigadores están llegando a la conclusión de que, cuando de perder peso se trata, no importa sólo la cantidad que se come sino también el tipo de alimento. Por ejemplo, el cuerpo no utiliza las calorías de una galleta *chocolate chip* alta en calorías de la misma manera que las calorías de una papa o de un plato de pasta llena de carbohidratos. Y los estudios han demostrado que al comer ciertos alimentos se estimula el apetito, mientras que con otros sucede todo lo contrario.

El verdadero milagro tal vez se encuentre en el hecho de que ciertos alimentos apoyan sus esfuerzos para bajar de peso, en lugar de entorpecerlos.

La solución: poca grasa

La mayoría de las personas que están tratando de bajar de peso se saben de memoria las calorías que contiene cada alimento. Sin embargo, aunque las calorías efectivamente son importantes, también hace falta otra cosa para bajar de peso. Si quiere reducir la grasa de su cintura, primero tiene que eliminarla de su plato.

Existen varias razones por las cuales el éxito de cualquier programa para perder peso depende de manera fundamental de la atención que se presta a la grasa que se consume. En primer lugar, la grasa contiene una cantidad increíble de calorías. Un solo gramo de grasa contiene 9 calorías, mientras que un gramo de carbohidratos o proteínas sólo tiene 4 calorías. Por eso una zanahoria cruda sólo suma 31 calorías, mientras que una porción semejante de torta (bizcocho) de zanahoria tiene el impresionante total de 314 calorías.

La grasa tiende por naturaleza a permanecer en nuestros cuerpos, más que las proteínas o los carbohidratos. El cuerpo sólo quema el 3 por ciento de las calorías de la grasa en el proceso de almacenarla. En el caso de los carbohidratos, por el contrario, quema el 23 por ciento de sus calorías antes de almacenarlas.

Dentro del marco de un estudio realizado por la Universidad de Indiana en Bloomington, un grupo de investigadores examinó la alimentación de 78 personas. No sorprende el hecho de que hayan descubierto que las personas con sobrepeso consumían más grasa que las más delgadas. Sin embargo, lo que sí sorprende es que las personas pasadas de peso consumían menos calorías que las demás. Este resultado indica que hay mucho más probabilidad de que la grasa que consumimos en los alimentos fermine en nuestros cuerpos de grasa corporal.

La mayoría de los expertos están de acuerdo en que, para estar bien de salud, el consumo de grasa debe limitarse a no más del 25 por ciento de las calorías. Sin embargo, si de perder peso se trata, hay que reducir esta cantidad aún más, al 20 por ciento.

Amenazas sin grasa

La alimentación sin grasa también tiene sus propios peligros: las meriendas (botanas, refrigerios) bajos en grasa. "Muchas personas piensan que pueden comer todos los alimentos bajos en grasa que quieran, pero estos alimentos pueden contener una cantidad considerable de calorías", dice la Dra. French. "Además, si come muchas más calorías de las que le hacen falta, aunque sean calorías sin grasa, va a subir de peso."

Esto no significa que está prohibido disfrutar las meriendas bajas en grasa. Sólo hay que saber cómo comérselas. "Sin grasa" no significa "sin calorías". Por lo tanto, no hay que llenarse todo el tiempo de alimentos bajos en grasa o sin grasa. Sin embargo, le servirán si los come en pequeñas cantidades entre comidas. Si satisface sus antojos antes del almuerzo o de la cena, tendrá menos apetito a la hora de la comida fuerte, opina Joanne

Curran-Celentano, R.D., Ph.D., profesora adjunta de ciencias de la nutrición en la Universidad de Nueva Hampshire en Durham.

Está bien disfrutar las meriendas sin grasa (e incluso las altas en grasa) de vez en cuando para darse un gusto especial. Sin embargo, no tiene caso

---

ADIÓS AL HAMBRE

De acuerdo con un estudio realizado por la Universidad de Sydney en Australia, es posible que la clave para bajar de peso sea que se logre controlar el apetito. Los investigadores identificaron varios alimentos que producen un alto grado de saciedad, por lo que hacen que uno se sienta satisfecho por más tiempo. La siguiente tabla incluye entre estos alimentos todo lo que alcanza 100 puntos o más (la cantidad asignada al pan blanco). Los alimentos de menos de 100 puntos no llenan el estómago por mucho tiempo, así que probablemente se termine por comer más . . . y por subir de peso.

Alimento	Puntos	Alimento	Puntos
Papas	323	Arroz integral	132
Pescado	225	Galletas saladas	127
Avena	209	Galletitas	120
Naranjas	202	Pasta de harina refinada	119
Manzanas	197	Plátanos (guineos, bananas)	118
Pasta de trigo integral	188	Cornflakes	118
Bistec	176	Papas a la francesa	116
Frijoles (habichuelas)	168	Pan blanco	100
Uvas	162	Helado	96
Pan multigrano	154	Papitas fritas	91
Palomitas (rositas) de maíz	154	Yogur	88
Cereal de salvado	151	Cacahuate (maní)	84
Huevos	150	Barra de confitura	70
Queso	146	Torta (bizcocho)	65
Arroz blanco	138	Croissant	47
Lentejas	133		

depender de ellas para saciar el hambre, y mucho menos para cuidar la figura. Siempre que sea posible, elija meriendas bajas en grasa por naturaleza, tales como las frutas, las verduras y los cereales integrales, sugiere la Dra. Curran-Celentano.

Un voto a favor de los carbohidratos

Hasta hace poco tiempo, las personas evitaban el pan, las papas y la pasta al tratar de bajar de peso, porque se creía que el almidón de estos alimentos y otros semejantes se depositaba directamente en las caderas. No obstante, las investigaciones han demostrado que las personas que pierden peso en forma definitiva tienden a comer una mayor cantidad de estos alimentos, no menos.

Los alimentos altos en carbohidratos complejos, como el arroz, los frijoles (habichuelas), las verduras con almidón y la pasta, producen una sensación de saciedad porque tienen una "densidad de energía" más baja. Esto significa que, si bien pesan más que los alimentos altos en grasa, contienen menos calorías, explica Barbara Rolls, Ph.D., profesora del departamento de nutrición en la Universidad Estatal de Pensilvania en University Park. "Entre más baja la densidad de energía de un alimento, más probable es que lo llene", dice la experta.

Un ejemplo servirá para ilustrar la importancia de la densidad de energía. Para satisfacer un total de 1,600 calorías en un día con alimentos altos en carbohidratos, tendría usted que elegir cualquiera de las siguientes opciones: 17 panqueques (*pancakes*) de trigo integral, 11 papas al horno, ocho tazas de espagueti u ocho *bagels* de canela y pasas tostados. Supongamos que usted prefiere obtener la misma cantidad de calorías con alimentos altos en grasa. Su menú sería el siguiente: sólo tres sándwiches (emparedados) de pescado de comida rápida, con queso y salsa tártara.

El panorama es muy diferente, ¿verdad? Como lo indica la Dra. French, cuando se comen alimentos altos en carbohidratos, es posible quedar satisfecho sin rebasar una cantidad saludable de calorías.

Es más, las investigaciones indican que por lo común las personas prefieren las dietas altas en carbohidratos y bajas en grasa cuando tratan de perder peso. En un estudio realizado por la Universidad de Minnesota en Minneapolis, se sugirió a un grupo de mujeres que seguían una dieta baja en grasa que comieran todo lo que quisieran de alimentos bajos en grasa pero altos en carbohidratos complejos, tales como las frutas, las verduras, los cereales y los frijoles (habichuelas). Otro grupo de mujeres, por el contrario, siguió una dieta baja en calorías pero más alta en grasa; hasta el 30 por ciento del total de calorías provenía de la grasa.

Al cabo de seis meses, las mujeres de ambos grupos habían perdido más o menos la misma cantidad de peso, o sea, 9.7 libras (4.3 kg) en el caso de la dieta baja en grasa, en comparación con 8.4 libras (3.8 kg) en el de las mujeres que estaban contando sus calorías. No obstante, las mujeres que limitaron la grasa consumida opinaron que la experiencia de bajar de peso había sido más agradable y que su alimentación era más sabrosa, en comparación con las del grupo que redujo la cantidad de las calorías que comían. Y lo que más llama la atención es que las mujeres que siguieron la alimentación baja en grasa hayan consumido un 17 por ciento menos calorías que las otras, sin esforzarse en lo más mínimo.

La Dra. Curran-Celentano sugiere armar su alimentación con un 60 por ciento de carbohidratos, un 20 por ciento de proteínas y un 20 por ciento de grasa. "Es una buena idea seleccionar alimentos altos en fibra cuando se trata de carbohidratos", recomienda. "Obtendrá más nutrientes y evitará bajas repentinas en el azúcar de la sangre, las cuales pueden causar antojos fuertes y punzadas de hambre."

Alimentos de alta satisfacción

Si usted ha tenido la idea de que hay que "comer ligero" para bajar de peso, le conviene proponerse justo lo contrario. Según lo indican diversas investigaciones, es posible que para controlar el apetito y evitar subir de peso lo único que deba hacer es escoger alimentos "de alta satisfacción".

Unos investigadores de la Universidad de Sydney en Australia le dio de comer a un grupo de voluntarios porciones de 240 calorías de diversos alimentos, entre ellos fruta, panes, pasteles y tortas (bizcochos), meriendas (botanas, refrigerios), alimentos altos en carbohidratos, alimentos altos en proteínas y cereales. Después de comer, los participantes evaluaban su sensación de hambre cada 15 minutos. El objetivo era ver cuáles de los alimentos los mantenía satisfechos por más tiempo.

Al pan blanco se le asignaron 100 puntos de manera automática, y los demás alimentos se midieron de acuerdo con esto. El resultado fue el siguiente: la papa encabezó la lista con 323 puntos, es decir, demostró ser más de tres veces más llenadora que el pan blanco. Siguió el pescado (225 puntos), la avena (209), la naranja (202), la manzana (197) y la pasta de trigo integral (188). Sorprende que los panes y otros productos horneados hayan obtenido la clasificación más baja. Y lo que sorprende más aún es el hecho de que entre más grasa contiene un alimento, menos probabilidades tiene de ocupar un lugar alto en la escala. El *croissant*, por ejemplo, recibió 47 puntos, es decir, no resultó ni la mitad de llenador que una rebanada de pan blanco. Entre más proteínas, fibra o agua contenían los alimentos, más puntos reunían.

Aproveche los resultados de este estudio y siempre dé la preferencia a alimentos llenadores, tales como las verduras y las frutas, antes que a otras opciones más altas en grasa y con menos fibra, recomienda la Dra. Rolls. Una papa al horno es mejor que una porción de papas a la francesa, por ejemplo. Entre comidas, coma una o dos tazas de palomitas (rositas) de maíz hechas a presión, las cuales le quitarán el hambre mejor que la misma cantidad de papitas fritas. Una manzana o una naranja sería mejor aún. De lo que se trata es de saciar su hambre en ese momento y de ayudar a controlar su apetito durante el siguiente par de horas, sin necesidad de llenarse de un exceso de calorías.

ÚLCERAS

Alivio alimenticio

Han quedado muy atrás los días en que las úlceras se trataban con una alimentación simple y fácil de digerir basada en leche, crema y huevos. Los médicos creían que el consumo de esta comida desabrida de alguna manera se encargaba de neutralizar el exceso de ácidos en el estómago, causado según se creía por el estrés o por un consumo excesivo de alimentos irritantes como el chile, posibilitando así la curación de la úlcera.

Desde entonces se ha descubierto que la mayoría de las úlceras son provocadas por bacterias. Por esta razón, esas dietas no servían de nada. De todas maneras, si usted ya tiene una úlcera, lo que come y bebe sí afecta cómo se siente, indica el Dr. Isadore Rosenfeld, profesor clínico de medicina en el Centro Médico del Hospital de Nueva York y Cornell, en la ciudad de Nueva York. Ciertos alimentos, entre ellos el café (también el descafeinado), estimulan la secreción de ácidos estomacales, lo cual puede retrasar la curación e intensificar el dolor causado por la úlcera. Por el contrario, otros alimentos fortalecen el revestimiento protector de las paredes del estómago, lo cual las hace menos graves. De hecho, los alimentos sanos pueden acelerar la curación de la úlcera y hacer menos probable que vuelva a aparecer.

Un remedio histórico

El repollo (col, *cabbage*) es uno de los remedios caseros más antiguos para tratar las úlceras. De hecho, se utilizaba desde el tiempo de los romanos. En 1949, un grupo de investigadores de la Escuela de Medicina de la Universidad de Stanford decidió poner a prueba las virtudes de esta verdura. Dieron a tomar 1 litro diario (más o menos un cuarto de galón) de jugo de repollo crudo a 13 personas con úlceras. Se curaron seis veces más rápidamente que las personas cuyo tratamiento se limitaba a la alimentación blanda de costumbre.

El repollo contiene glutamina, un aminoácido que aumenta el flujo de sangre hacia el estómago y de esta manera ayuda a fortalecer su revestimiento protector.

Tratar las úlceras con repollo resulta sumamente eficaz. Así lo confirma Michael T. Murray, un médico naturópata de Bellevue, Washington. El proceso de curación por lo general tiene lugar en menos de una semana, agrega el experto. Cuando se agudiza el cuadro de la úlcera, el Dr. Murray recomienda tomar el jugo de medio repollo (más o menos 2 tazas) al día. Si usted prefiere masticar su medicina, resulta igualmente eficaz comer la misma cantidad de esta verdura. Sin embargo, no lo cocine, porque el calor destruye su capacidad curativa.

Una dulce solución

Cuando les llega el dolor de la úlcera, la mayoría de las personas buscan el frasco de antiácido en lugar de ir por una cucharada de miel. Sin embargo, ésta es mucho más sabrosa que aquella sustancia blanca, y posiblemente sea por lo menos igual de eficaz.

Hace mucho que la medicina popular ocupa la miel para tratar todo tipo de problemas estomacales. Algunos investigadores del Colegio de Medicina de la Universidad del Rey Saudí en Arabia Saudita encontraron que la miel cruda sin procesar fortalece las paredes estomacales. Un estudio de laboratorio realizado por la Universidad de Waikato en Nueva Zelanda, por su parte, descubrió que una solución suave de la miel hecha con el néctar de la flor de la *manuka*, originaria de Nueva Zelanda, detiene por completo el crecimiento de las bacterias causantes de las úlceras. Esto se debe a que la miel contiene sustancias que al parecer fortalecen el revestimiento protector del estómago, además de que en apariencia también tienen poderosas cualidades bactericidas, según lo indica Patrick Quillin, R.D., Ph.D., vicepresidente de nutrición de los Centros Estadounidenses para el Tratamiento del Cáncer.

El Dr. Quillin recomienda utilizar sólo miel cruda sin pasteurizar para aliviar una úlcera, puesto que la miel tratada con calor no contiene ninguna de las sustancias curativas de aquélla. Trate de tomar 1 cucharada de miel cruda sin procesar con el estómago vacío a la hora de acostarse. Cómela todos los días para ayudar a que se sane la úlcera, y continúe este tratamiento dulce de manera indefinida para ayudar a evitar que vuelva a tener el mismo problema, agrega el experto.

Cultivos curativos

Una de las curas alimenticias más importantes es el yogur. Sus poderes se aprovechan con éxito en el tratamiento de las infecciones vaginales y para aliviar la intolerancia a la lactosa, así como para reforzar el sistema inmunológico. Hay buenas razones para creer que tal vez también sirva para prevenir las úlceras.

La capacidad curativa del yogur se debe a las bacterias vivas —y saludables— que contienen cada cremosa taza de este lácteo. "Estas bacterias amistosas compiten con las bacterias que causan las úlceras", explica el Dr. Quillin. En cuanto llegan al estómago, las bacterias útiles del yogur, como la *Lactobacillus bulgaricus* y la *L. acidophilus*, luchan por ganarse un espacio vital. Si usted introduce una cantidad suficiente de estas bacterias benéficas a su cuerpo, las bacterias causantes de las úlceras se verán derrotadas por el simple hecho de encontrarse en minoría.

Además, un azúcar natural del yogur, la lactosa, se descompone durante el proceso de digestión, convirtiéndose en ácido láctico. Esto ayuda a restablecer un ambiente ácido saludable en el intestino, indica el Dr. Quillin.

Si usted tiene una úlcera, trate de comer 1 taza de yogur tres o cuatro veces al día durante un par de semanas, recomienda el Dr. Rosenfeld.

Al combinar el tratamiento del yogur con cualquier medicamento que esté tomando, opina el Dr. Quillin, la curación de su úlcera se acortará más o menos en un tercio.

Cuando compre el yogur, por cierto, busque las marcas que indiquen "cultivos vivos y activos" (*live and active cultures*). Éstas son las que contienen las benéficas bacterias vivas.

Un programa integral

Si bien es posible facilitar la curación de una úlcera por medio de alimentos curativos específicos, en realidad no hay nada mejor que una alimentación sana en general. Ya sea que esté tomando medicamentos o no, según el Dr. Quillin "una buena alimentación favorece cualquier tratamiento de úlceras".

Para empezar, coma un plátano (plátano macho). Este primo del plátano amarillo (guineo, banana) contiene una enzima que estimula la producción de mucosa en las paredes del estómago y así refuerza sus defensas naturales. Compre el plátano verde aún no maduro del todo, porque al parecer contiene una mayor cantidad de enzimas curativas.

También es una buena idea aprovechar el poder curativo de la fibra. Incluya una gran cantidad de fruta, cereales integrales, legumbres y verduras en su alimentación para ayudar a prevenir o incluso a curar las úlceras. Todos estos alimentos contienen cantidades generosas de fibra dietética, la cual favorece la formación de la mucosa protectora del estómago. El Dr. Rosenfeld recomienda consumir por lo menos 35 gramos de fibra al día.

Antes los médicos recomendaban la leche como elemento principal de una alimentación apuntada a combatir las úlceras, pero ya se dieron cuenta de que no era buena idea. Además de que la leche estimula la producción de ácidos en el estómago, causa alergia en algunas personas; de acuerdo con el Dr. Murray, es posible que las alergias a los alimentos provoquen úlceras.

Al efectuar diversos cambios fundamentales en su alimentación, no vaya a pasar por alto los problemas más evidentes. Si bien la cafeína del café no provoca úlceras, puede hacerlo más propenso a sufrirlas. Al igual que los cigarrillos y el alcohol, puede empeorar las úlceras ya existentes, opina el Dr. Rosenfeld.

GLOSARIO

Cuando se trata de términos culinarios, existe un vocabulario de mucha variedad entre los hispanohablantes. Por lo tanto, hemos creado este glosario de los términos principales usados en este libro. Esperamos que les sea útil.

Aceite de *canola*

Un aceite hecho de la semilla de la colza. Es más saludable que los aceites de origen vegetal o de maíz porque es alto en la grasa monoinsaturada que reduce los índices de colesterol.

Albaricoque

Fruta originaria de la China cuyo color está entre un amarillo pálido y un naranja oscuro. Se parece al melocotón, pero es más pequeño. Sinónimos: chabacano, damasco. En inglés: *apricot*.

Ají

Véase **Chile** o **Pimiento**.

Alverjas

Véase **Chícharos**.

Arvejas

Véase **Chícharos**.

Batata dulce

Tubérculo cuya cáscara y pulpa tiene el mismo color amarillo-naranja. No se debe confundir con la batata de Puerto Rico (llamada "boniato" en Cuba), que es un tubérculo redondeado con una cáscara rosada y una pulpa blanca. Sinónimos: boniato, camote, moniato. En inglés: *sweet potato*.

Bistec

Filete de carne de res cortado de la parte más gruesa del solomillo. Sinónimos: bife, biftec, churrasco. En inglés: *beefsteak* o *steak*.

Bok *choy*

Un tipo de repollo (col) chino.

Cacerola

Recipiente metálico de forma cilíndrica. Por lo general, no es muy hondo y tiene un mango o unas asas. Sinónimos: cazuela, olla. En inglés: *saucepan*. Esta palabra también significa una comida horneada en un recipiente hondo. Sinónimos: guisado, guiso. En inglés: *casserole*.

Calabaza

Cualquiera de los frutos de las viñas del género *Curcubita*. El color de su piel es muy variado, desde amarillo hasta verde; típicamente es color naranja. Su textura y sabor varían mucho según su especie.

Sinónimos: abinca, ahuyama, alcayota, bulé, calabaza de Castilla, chibché, vitoria, zapallo. En inglés: *pumpkin.*

Camote   *Véase* **Batata dulce.**

Cantaloup   Un tipo de melón cuya cáscara de color beige-gris y cuya pulpa jugosa y dulce es de color naranja pálido. Sinónimo: melón chino. En inglés: *cantaloupe.*

Cebollín   Variante de la familia de cebollas que tiene una base blanca que aún no es bulbo y hojas largas, rectas y verdes. Sinónimos: cebolla de cambray, cebolleta, escalonias. En inglés: *scallion.*

Cebollino   Una hierba aromática que es pariente de las cebollas y los puerros (poros). Tiene tallos huecos y delgados de un color verde muy vivo. Tiene un sabor leve a cebolla. Sinónimo: cebolleta. En inglés: *chives.*

Chícharos   Semillas verdes de una planta leguminosa eurasiática. Sinónimos: alverjas, arvejas, guisantes, *petit pois.* En inglés: *peas.*

Chile   Fruto de la planta *Capsicum.* Existen muchos tipos diferentes tales como el habanero, el piquín, el de árbol y el guajillo. Son picantes e imprescindibles en la cocina mexicana. Sinónimos: pimientos o ajíes picantes. En inglés: *chili pepper.*

Cilantro   Hierba cuyas hoyas y tallos son de color verde brillante. Se usa mucho en las cocinas latinas y asiáticas. No se debe confundir con el culantro (conocido como el recao en Puerto Rico), otra hierba culinaria con hojas alargadas dentadas de color verde oscuro. Sinónimos: chicoria, chillangua, chirara, coriandro. En inglés: *cilantro* o *Chinese parsley.*

Coquito de Brasil   En realidad, no es una nuez. Es la semilla de un árbol gigantesco que crece que en el Amazonas. Su cáscara es sumamente dura y de color marrón oscuro con forma triangular. Sinónimos: castaña de Pará. En inglés: *Brasil nut.*

Donut   Un pastelito en forma de rosca que se leuda con levadura o polvo de hornear. Se puede hornear pero normalmente se fríe. Hay muchas variedades del *donut*; algunas se cubren con una capa de chocolate y otras se rellenan.

Endibia   Verdura que es pariente de la endivia. Hay tres variedades principales: endibia bélgica, que consiste en una cabeza compacta con forma de un puro y que tiene hojas muy agrupadas de color crema; endibia rizada, que tiene una cabeza con hojas más sueltas con bordes de color verde; y la escarola, que tiene hojas anchas curvadas de color verde pálido. Sinónimo: lechuga escarola. En inglés: *endive*.

Eye of round   Un corte de carne norteamericano que viene de la pierna del animal. Búsquelo bajo su nombre inglés en las carnicerías en los EE.UU. En Latinoamérica, búsquelo bajo ese nombre en carnicerías que venden cortes de carne norteamericanos. No hay un corte latino que se aproxima precisamente a éste.

Filete de cerdo   Un corte de carne norteamericano que es magro y viene del lomo del puerco. Búsquelo bajo su nombre inglés *pork loin* o *tenderloin* en las carnicerías en los EE.UU. En Latinoamérica, búsquelo bajo ese nombre en carnicerías que venden cortes de carne norteamericanos. No hay un corte latino que se aproxima precisamente a éste.

Frijoles   Una de las variedades de plantas con frutos en vaina del género *Phaselous*. Vienen en muchos colores: rojos, negros, blancos, etcétera. Sinónimos: alubia, arvejas, fasoles, frijoles, habas, habichuelas, judías, porotos, trijoles. En inglés: *beans*.

Frijoles de caritas   Frijoles pequeños de color beige con una "carita" negra. Sinónimos: guandúes, judías de caritas. En inglés: *black-eyed peas*.

Gandules   Legumbres originarios del África de color gris-amarillo. Son del tamaño aproximado de un chícharo (arveja, guisante) y se comen crudos o partidos y secados. En inglés: *pigeon peas*.

Guisantes   *Véase* **Chícharos**.

Habas blancas   Frijoles planos de color verde pálido originalmente cultivados en la ciudad de Lima en el Perú. Sinónimos: alubias, ejotes verdes chinos, frijoles de Lima, judías blancas, porotos blancos. En inglés: *lima beans*.

Habichuelas
Véase **Frijoles.**

Habichuelas verdes
Frijoles largos, delgados y de color verde. Sinónimos: ejotes, habichuelas tiernas, judías verdes. En inglés: *green beans.*

Jugo de manzana
Bebida elaborada al prensar el jugo exprimido de la manzana. No contiene alcohol. Después de que se fermente, entonces sí tiene alcohol y se le llama sidra. En inglés: *apple cider* o *sweet cider.* A la sidra se le llama *hard cider* en inglés.

Merienda
En este libro, es una comida entre las comidas principales del día, sin importar ni lo que se come ni a la hora en que se come. Sinónimos: bocadillo, bocadito, botana, refrigerio, tentempié. En inglés: *snack.*

Pan de carne
Carne molida sazonada y horneada en forma de una barra de pan. En inglés: *meat loaf.*

Panqueque
Un tipo de torta (vea la definición de ésta en la página 179) delgada y plana que se cocina en una sartén o plancha engrasada. Se hace de una masa líquida hecha de trigo o harina de maíz con huevos y mantequilla. Después de dorarse en ambos lados, se sirve con almíbar. Sinónimos: crep, crepe, panqué. En inglés: *hotcakes* o *pancakes.*

Pastel
Masa de hojaldre horneada rellena de frutas en conserva. Sinónimos: pai, pay, pie, tarta. En inglés: *pie.*

Pimiento
Fruto de las plantas *Capsicum.* En este libro usamos chiles para referirnos a las variedades picantes y pimientos o ajíes para las variedades menos picantes. Por lo general, cuando decimos "pimiento" o "ají", nos referimos a los pimientos verdes o rojos con forma de campana que no son nada picante. Sinónimo: pimientos morrones. En inglés: *bell peppers.*

Plátano
El plátano amarillo es una fruta con la cáscara amarilla y de sabor dulce. Los sinónimos para esta fruta son: banana, banano, cambur, guineo y topocho. En inglés: *banana.* El plátano verde o macho que llamamos "plátano" en este libro (vea la página 90) es un fruta con la piel verde y un alto contenido de almidón y azúcar. Cuando se

madura, este plátano tiene un color marrón, casi negro, y entonces se le llama un "plátano maduro". En inglés: *plantain*.

Repollo Una planta verde cuyas hojas se agrupan en forma compacta y que varía en cuanto a su color. Puede ser casi blanco, verde o rojo. Sinónimo: col. En inglés: *cabbage*.

Tempeh Una torta (véase abajo para la definición de ésta) hecha de frijoles de soya (soja). Tiene un sabor a nuez y a levadura. Es muy común en las dietas asiáticas y vegetarianas.

Tofu Una comida un poco parecida al queso que se hace de la leche de soya cuajada. Es soso pero cuando se cocina junto con otros alimentos, adquiere el sabor de estos.

Top Round Este corte de carne norteamericano viene del músculo en la parte interior de la pierna trasera del animal. Búsquelo bajo su nombre inglés en las carnicerías en los EE.UU. En Latinoamérica, búsquelo bajo ese nombre en carnicerías que venden cortes de carne norteamericanos. No hay un corte latino que se aproxima precisamente a éste.

Torta Un postre horneado generalmente preparado con harina, mantequilla, edulcorante y huevos. Sinónimos: bizcocho, cay, cake, panqué, pastel, queque, tarta. En inglés: *cake*.

Wafle Un tipo de pan con la superficie parecida a nido de abeja. Se prepara vertiendo masa líquida en un lado de una plancha con dos lados. Se cierra el segundo lado sobre el primero y se cocina el wafle hasta que esté dorado y crujiente. Sinónimo: gofre. En inglés: *waffle*.

ÍNDICE DE TÉRMINOS

Las referencias subrayadas indican que la materia del texto se encuentra dentro de los recuadros. Las referencias *en bastardilla* representan las materias presentadas en forma de tablas.